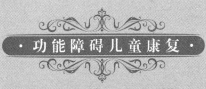

· 功能障碍儿童康复 ·

丛书主编　尤登攀

癫痫儿的疗育

主编◎尤登攀　王　冬　赵　征

U0340484

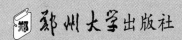

郑州大学出版社

图书在版编目(CIP)数据

癫痫儿的疗育／尤登攀，王冬，赵征主编. — 郑州：郑州大学出版社，2021. 6

（功能障碍儿童康复／尤登攀主编）

ISBN 978-7-5645-7632-5

Ⅰ. ①癫…　Ⅱ. ①尤…②王…③赵…　Ⅲ. ①小儿疾病 - 癫痫 - 诊疗②小儿疾病 - 癫痫 - 康复医学　Ⅳ. ①R748

中国版本图书馆 CIP 数据核字（2021）第 072751 号

癫痫儿的疗育
DIANXIANER DE LIAOYU

策划编辑	邰　毅　吕双喜		封面设计	曾耀东
责任编辑	成振珂		版式设计	苏永生
责任校对	刘　莉		责任监制	凌　青　李瑞卿

出版发行	郑州大学出版社有限公司(http://www.zzup.cn)
地　　址	郑州市大学路40号(450052)
出 版 人	孙保营
发行电话	0371-66966070
经　　销	全国新华书店
印　　刷	新乡市豫北印务有限公司
开　　本	890 mm×1 240 mm　1 / 32
印　　张	6.875
字　　数	156 千字
版　　次	2021 年 6 月第 1 版
印　　次	2021 年 6 月第 1 次印刷

书　　号	ISBN 978-7-5645-7632-5	定　价	36.00 元

编委名单

主　编　尤登攀　王　冬　赵　征

副主编　焦晓波　周利红　李燕平

　　　　刘　彬　王兴宏

编　委　葛巧利　焦建红　赵维维

　　　　水会娜　苗　晔　贾　桢

主编简介

　　尤登攀,男,主任医师,1995 年毕业于新乡医学院,毕业后至今始终从事儿科临床工作。2003 年在上海新华医院进修学习 1 年,对儿科常见病及疑难杂症的诊疗有独到见解,专攻小儿神经科,擅长小儿脑性瘫痪、智力低下、言语障碍的评估与康复及癫痫、各类头痛、儿童孤独症、多动症、抽动症等疾病的诊疗,撰写省级、国家级医学论文十余篇。2007 年开始担任洛阳市妇女儿童医疗保健中心康复科主任,在长期的临床工作中,积累了大量的经验。现任河南省残疾人康复协会第一届儿童康复专业委员会副主委、河南省残疾人康复协会中西医结合康复专业委员会副主委、河南省脑瘫预防与康复专业委员会常务委员等,在河南省内享有广泛的盛誉。

内容概要

　　癫痫是儿童时期常见的一种病因复杂、反复发作的,阵发性、暂时性的神经系统综合征。本书从癫痫的定义、病因、发病机制、分类、诊断、鉴别诊断、治疗方法(中医、西医)、预后等几个方面阐述,旨在为广大基层医务工作者和患儿家长提供帮助。

前　言

　　《癫痫儿的疗育》初版于 2006 年由洛阳市妇女儿童医疗保健中心儿科主任医师务学正主编,为广大儿科医务工作者、患儿家长提供了较大帮助。日月如梭,10 年后的今天,有关癫痫的诊断、治疗等都有了很大的变化,但务学正主任对癫痫患儿的关爱之心没有变。受务主任委托,我们一起在初版的基础上,增加了近些年儿童癫痫方面的新知识、新技术,完成了《癫痫儿的疗育》第二版编写工作。

　　癫痫是儿童时期常见的一种病因复杂、反复发作的,阵发性、暂时性的神经系统综合征。临床表现各异,部分严重影响患儿的生长发育,由此造成的经济负担及心理负担都严重影响着患儿家庭生活质量和社会安定。儿童癫痫的年发病率目前为 1.51‰,患病率为 3.45‰,较 10 年前有明显的升高。作为一线工作人员,需要与时俱进地掌握该病的最新研究内容及治疗方案,对患者家属进行相关知识的科普也尤为重要。家长一方面不能因病对孩子丧失信心,另一方面也不能毫不在乎、不遵守医嘱用药。我们再版该书的目的是更新癫痫的病因、分型、治疗,使该书内容与时代发展同步,以期对广大基层医务工作者和患儿家长提供帮助。

尤登攀

2021 年 3 月

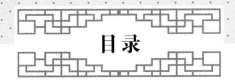

目录

第一章　癫痫的基本知识

第一节　概　述

癫痫是一种古老的疾病,该词源于希腊语,意为反复的发作。有关癫痫的文字记载可以追溯到4000余年前的《汉谟拉比法典》。中医对癫痫的认识也较为悠久,国内最早的文献记载为《黄帝内经》。人们已经认识到癫痫是一种世界性的常见病、多发病。癫痫在任何年龄、地区和种族的人群中都有发病,儿童和青少年发病率较成人高。特别是在1岁以内。这可能与这个年龄组发生产伤、新生儿窒息、先天性畸形等比较多有关。

据世界卫生组织(World Health Organization,WHO)估计,全球大约有5000万癫痫患者。国内资料显示,我国癫痫的患病率在4‰~7‰。我国活动性癫痫患病率[即在最近某段时间(1年或2年)内仍有发作的癫痫病例数与同期平均人口之比]患病率为4.6‰,年发病率为30/10万左右。据此估算,我国约有600万左右的活动性癫痫患者,同时每年有40万左右新发癫痫患者。癫痫是神经内科最常见的疾病之一。癫痫患者的死亡危险性为一般人群的2~3倍。

癫痫给个人、家庭和社会都带来了严重的负面影响。

目前社会上存在对癫痫病的误解和对癫痫患者的歧视,因而被确诊为癫痫会使患者及其家人产生较严重的心理障碍。癫痫发作给患者造成巨大的生理和心理上的痛苦,严重影响患者和家庭的生活质量;长期服用抗癫痫药物及其他诊治费用给家庭带来沉重的经济负担;同时,癫痫患者的保健、教育、就业、婚姻、生育等问题,也是患者及其亲属和社会多部门关注的问题。因此,癫痫不仅仅是医疗问题,也是重要的公共卫生和社会问题。

临床研究表明,新诊断的癫痫患者,如果接受规范、合理的抗癫痫药物治疗,70%~80%患者的发作是可以控制的,部分患者经2~5年的治疗可以停药。

一、癫痫的定义

癫痫也就是我们俗称的羊角风,是一种由多种病因引起的慢性脑部疾病,以脑神经元过度放电导致反复性、发作性和短暂性的中枢神经系统功能失常为特征,是一种以具有持久性的致痫倾向为特征的脑部疾病。

癫痫不是单一的疾病实体,而是一种有着不同病因基础、临床表现各异但以反复癫痫发作为共同特征的慢性脑部疾病状态,是一种以癫痫发作为共同特征的多样性疾病家族。

癫痫发作是指脑神经元异常过度、同步化放电活动所造成的一过性临床表现。癫痫发作的临床表现可多种多样,如感觉、运动、自主神经、意识、情感、记忆、认知及行为等障碍。癫痫发作一般具有突发突止、短暂一过性、自限性的共同特点。通常可以根据行为表现或脑电图改变来判断癫痫发作的起始和终止。

脑部异常过度同步化放电要通过脑电图检查才能证实。这是癫痫发作区别于其他发作性症状最本质的特征。癫痫发作大体上可分为诱发性发作和非诱发性发作。诱发性发作最常见于中枢神经系统疾病(感染等)或全身系统性疾病(血糖异常、电解质紊乱、中毒、发热等)的急性期,是一种急性症状性发作。这种发作仅代表疾病急性期的一种症状,不意味急性期过后一定反复出现癫痫发作。非诱发性发作则找不到明确的急性诱因。例如,病毒性脑炎急性期出现的癫痫发作是诱发性发作,而脑炎数年后出现的癫痫发作则为非诱发性发作。

按照传统,临床出现两次(间隔至少24小时)非诱发性癫痫发作时就可确诊为癫痫。这是目前普遍采用的、具有临床可操作性的诊断方法。2005年国际抗癫痫联盟(ILAE)对癫痫定义作了修订,并指出"在脑部存在持久性致痫倾向的前提下,诊断癫痫可只需要一次癫痫发作"。该定义对于尽早诊断并治疗癫痫有积极意义,但由于多数情况下很难确定某个个体首次发作后的再发风险,所以,该定义缺乏临床可操作性。2014年ILAE推出新的癫痫临床实用性定义:"癫痫是一种脑部疾病,符合如下任何一种情况就可确定为癫痫:①至少两次间隔>24小时的非诱发性(或反射性)发作。②一次非诱发性(或反射性)发作,并且在未来10年内,再次发作风险与两次非诱发性发作后的再发风险相当时(至少60%)。③诊断某种癫痫综合征。符合如下任何一种情况,可认为癫痫诊断可以解除:①已经超过了某种年龄依赖癫痫综合征的患病年龄。②已经10年无发作,并且近5年已停用抗癫痫药物。"新定义的各种潜在影响尚未可知,有待于临床进一步检验。

二、癫痫的病因

(一)癫痫主要类型

引起癫痫的病因很多,从病因学角度,将癫痫主要分为3种类型,即特发性癫痫、症状性癫痫、隐源性癫痫。

1. 特发性癫痫

特发性癫痫除了可能与遗传因素有关外,没有其他潜在的病因。除了癫痫发作之外,没有结构性脑部病变和其他神经系统症状或体征,通常有年龄依赖性。如儿童失神癫痫。特发性癫痫的亲属患癫痫的发病率比一般人群要高。

2. 症状性癫痫

此类癫痫发作指的是可以找到明确病因,主要是结构性脑部病变引起。如脑发育畸形、海马硬化。

3. 隐源性癫痫

临床资料表明这种患者应该是症状性的,但以目前的检查手段无法明确病因,也与年龄相关。随着高分辨率磁共振成像(MRI)的应用及遗传病因学的发展,隐源性癫痫的数量将越来越少。

癫痫的发生是内在遗传因素和外界环境因素在个体内相互作用的结果。每个癫痫患者的病因学均包括这两种因素,只不过各自所占的比例不同。

(二)癫痫病因分类

癫痫病因分为六大类:遗传性、结构性、代谢性、免疫性、感染性及病因不明。应注意,这仅仅是对癫痫病因的大致分类,应尽可能查找具体的病因。

1.常见的遗传学病因

癫痫的遗传学病因主要有4种表现形式:单基因遗传性癫痫、多基因遗传性癫痫、遗传性多系统疾病中的癫痫、细胞(染色体)遗传异常所致的癫痫。遗传因素是导致癫痫,尤其是经典的特发性癫痫的重要原因。分子遗传学研究发现,大部分遗传性癫痫的分子机制为离子通道或相关分子的结构或功能改变。与癫痫相关的常见遗传性疾病有进行性肌阵挛癫痫、神经皮肤综合征、染色体异常、皮质发育畸形等。

2.常见的获得性病因

(1)出生前及围产期脑损伤:颅内出血和出生窒息与日后的癫痫明显相关。其他因素,如孕期子痫、毒血症、产钳助产、脐带绕颈、低出生体重、新生儿癫痫发作等。

(2)海马硬化:海马硬化是颞叶癫痫最常见的病因。在没有其他结构性病变的药物难治性、部分性癫痫患者中,有 1/3 的患者存在海马硬化。伴海马硬化的颞叶癫痫通常会表现典型的内侧颞叶癫痫的临床特点。

(3)中枢神经系统感染:是发生癫痫的重要危险因素。脑炎或脑膜炎患者发生癫痫的风险是普通人群的 7 倍,患癫痫风险在感染后 5 年内最高,并且在 15 年内持续存在。(病毒性)脑炎较细菌性脑膜炎患病风险高,风险最低的是无菌性脑膜炎。

(4)脑肿瘤:在所有新诊断的癫痫中,6% 的病例是由脑肿瘤引起的,其中以成人患者为主。在成人和儿童新诊断的癫痫中,病因为脑肿瘤的患者所占的比例分别为 25% 和 5%。幕上脑肿瘤患者中,有 50% 可出现癫痫。

(5)脑血管病:脑卒中是老年人癫痫的最主要的病因。脑卒中后癫痫患者中,有 2/3 是在脑卒中后 5 年内患病的,其中大多数发生在 1 年内。部位表浅尤其是皮质或近皮质区域的脑卒中更容易发生癫痫。出血性脑卒中要比缺血性脑卒中更容易患癫痫。颅内出血日后发生癫痫的风险为 5% ~ 10%,其中蛛网膜下腔出血的风险最高(约 25%)。反复多次脑卒中患者的癫痫发病率明显增高。脑卒中后早期出现癫痫发作也提示日后发生癫痫的风险增加。脑动静脉畸形、海绵状血管瘤、皮质静脉性梗死也是癫痫的常见病因。

(6)颅脑损伤:颅脑外伤是癫痫的重要病因之一。发生癫痫的风险取决于外伤的部位和严重程度。在外伤后第 1 年内,严重创伤发生癫痫的风险是轻微创伤的 30 倍。开放性头外伤比闭合性头外伤日后更容易患癫痫。在开放性脑外伤中,如果包括额叶或颞叶在内出现大范围的脑组织损伤,则日后发生癫痫的风险最大。对于外伤后的癫痫,50%～60%的患者首次发作出现在外伤后1年内,尤其在4～8个月内最容易出现,85%的患者其癫痫发生在外伤后2年内。颅脑外伤后早期出现癫痫发作提示日后发生癫痫的风险增加。

(7)脱髓鞘性病变:癫痫与多发性硬化有一定关系。多发性硬化患者发生癫痫的风险是正常人群的3倍,平均潜伏期为7年。

三、癫痫的发病机制

在正常情况下,每一个神经元有3种功能状态:①静息状态,此时神经元膜内外有一定程度的电位差,叫作静息电位,也叫极化状态;②抑制状态,此时神经膜内外电位差很大,不可能对任何传导的信息产生反应,又叫超极化状态;③兴奋状态,又叫去极化状态,此时神经元膜电位差比静息状态时低.对传导的信息产生相关反应。这3个种状态可以互相转换。众多神经元形成复杂的神经网络,各个神经元处于不同状态,调节神经网络的功能及活动形式完成复杂的神经功能。这3种功能发生失衡就会产生神经网络功能的异常,即疾病状态。如果这种异常是兴奋过度,神经元就会出现高电压、高频、持续时间长的电位发放。此时可以用脑电图仪记录下来,出现棘波及尖波,也称癫痫样波。如扩散范围进一步扩大,就会出现临床发作即癫痫发作。

大脑神经元的兴奋性取决于兴奋性神经递质与抑制性神经递质

的平衡。如谷氨酸、门冬氨酸等兴奋性神经递质；γ-氨基丁酸、甘氨酸等抑制性神经递质。只有在功能上两个处于恰到好处的平衡才能保证大脑复杂功能的正确运转，如果失去平衡则引起大脑功能障碍。当兴奋性神经递质功能过强，神经就会反应过度，出现过度放电；抑制性神经递质释放过少或受体数目减少，功能减弱，都可能造成癫痫发作及意识障碍。

两种中枢神经递质的不平衡导致电位发放异常，可以用脑电图记录到这种异常电位。目前有效的抗癫痫药物，都是通过药理作用调节失去平衡的递质达到控制发作的目的。

兴奋与抑制两种递质功能为什么失衡？原因是大脑中还有一种胶质细胞，它不但作为骨架支撑大脑结构，并使神经元处于正确的位置，而且还有调整神经元内外环境的作用，这包括神经元轴突末梢分泌递质的功能。当胶质细胞功能受到损害时，就会产生两种神经递质的不平衡。此外，神经元本身受病变的影响也会出现神经递质的分泌障碍或神经元本身对神经递质的反应异常。

四、癫痫发病的诱发因素

诱发因素与病因不同，指的是诱发癫痫患者发作的因素。虽然癫痫发作不易预测，但有些患者可以找到诱发因素，如能避免这些诱发因素，可使发作减少或不发作。常见的诱发因素如下。

1. 用药不当

突然停用抗癫痫药是不可忽视的诱因。本来在规则服药期发作已完全控制,因为某种原因突然停药后机体没有一个适应的调节过程,发作阈值下降,可以再发作,甚至呈现严重的癫痫持续状态。因此癫痫患者不论什么原因停药,均应逐渐停药。

2. 饮食不节

患者暴饮暴食或饥饿均可诱发。所谓暴饮是指入水量突然增加,如食盐过多而造成烦渴。此时体内过多的水,如不迅速排出体外,则将分布到全身。当脑内水分过多时,神经元内外水盐平衡暂时失调,从而影响了神经元膜原有电位的稳定性,使它易于兴奋而诱发。暴食可增加消化道的负担,对大脑形成一种暂时性刺激,神经元有所兴奋而诱发。这在患儿中更为常见,多因脑的发育尚未成熟,脑的抑制能力较成人为差的缘故。所谓饥饿可以造成低血糖。对大脑形成刺激而诱发或由于能源不足,细胞易兴奋而诱发。如果确定患者的发作与某种饮食有关,应尽量避免之。

3. 疲劳过度

贪玩劳累或彻夜不眠,均可使大脑过度紧张而处于疲劳状态。此时脑内积累了较多的代谢产物,需经充分休息,方可消除,否则会削弱脑对致痫灶的抑制而诱发。

4. 精神因素

这类患者的精神状态多属敏感、急躁或固执。任何的刺激均可以引起较大的情绪波动,如喜、怒、哀、乐、悲、恐等,刺激大脑使之兴奋,再加上患者脑的抑制功能减弱而诱发。所以要求患者应冷静对待事物。保持情绪稳定,还应告诉家人要正确对待患者,尽量减少恶性或重大刺激,特别是合理解决升学、考试、分配工作及婚姻等问题;也不宜长期在养病,造成自卑心理,应创造条件,接触社会,以锻炼适应环境的能力。应少参加能引起兴奋之事,如打扑克、下棋、看电影电视等。

5. 发热

癫痫患者在发热时,应及早治疗。因为发热可因增加能量消耗,造成组织缺氧而兴奋神经,会使本来已控制的癫痫发作。

6. 月经的影响

妇女在月经期,体内分泌雌激素,除使月经周期正常外,还能兴奋神经,并使脑组织存水增多,后者于经前开始,两者互为因果,促使发作。有一部分女性癫痫患者,其癫痫发作只在月经前或月经期发作频繁更严重。解决的办法是医生可根据行经和发作的时间调整药物。

7. 气候与环境变化

气候、环境变化与癫痫发作没有直接关系。但在临床中有些患者碰到阴雨天,特别是早春和晚秋天气突变时容易诱发癫痫。

另外,还要注意生活中的几件事:①忌嘴,凡是含咖啡因的饮料和食物,如可乐、巧克力、浓茶及辛辣等刺激性食物不宜吃。②切忌长跑、跳水、游泳、踢足球等剧烈或危险运动。症状未控制好,不能骑自行车、开车。③宜参加一般体育活动,如运动量小,没有危险的项目。

五、癫痫与遗传

过去几十年,国内外很多调查材料证实了癫痫与遗传有关这个观点,有人调查了几千名癫痫患者的亲属,发现血缘关系越近,患癫痫的人数也越高。

癫痫的遗传学病因主要有四种表现形式:单基因遗传性癫痫、多基因遗传性癫痫、遗传性多系统疾病中的癫痫、细胞(染色体)遗传异常所致的癫痫。遗传因素是导致癫痫,尤其是经典特发性癫痫的重要原因。分子遗传学研究发现,大部分遗传性癫痫的分子机制为离子通道或相关分子的结构或功能改变。既然癫痫具有遗传性,那么,癫痫患者的子女是否患癫痫?癫痫患者还能不能生育呢?癫痫虽有遗传性,但对下一代的影响不是百分之百的。一般来说,癫痫患者的子女只有 5% 发生了癫痫,遗传概率是很低的。因此,癫痫患者是可以生育的。我国法律没有明令禁止癫痫患者生育。但是,从优生的角度来看,癫痫患者最好避免与具有惊厥素质的人结婚。应该劝阻男女都患有癫痫的青年结婚,如果父母双方都是癫痫患者,有人统计他们的子女癫痫患病率高达80%,几乎难逃厄运。另外,如果所生子女已有一个发病癫痫,最好不要再生育。因在这种情况下,再生的子女癫痫发生率大大升高。

六、历史上的癫痫伟人

癫痫是一种慢性发作性疾病,且发作类型可转换或混合,因此必须长期专科随访以增加医患互相信任,增强对长期规律服药的信任性,医生对患者要有爱心、耐心;患者自己要有信心、恒心,并不断提高生活质量。患者常有忧郁、自卑、烦躁焦虑等心理障碍,年轻女患者还怕影响结婚、生育,因此要加强宣教和心理沟通,患上癫痫并非前途渺茫、无所作为的残疾人。

据历史记载,一些成就成名成家的非凡人,均有过癫痫发作,他们做出了常人望尘莫及的业绩。最典型的例子是法国的拿破仑,他从科西加岛的一个年轻军官,到逐步控制了法国的政局而当上了皇帝,而且横扫欧洲直达莫斯科,虽然惨败,以后又东山再起,最终兵败滑铁卢,被软禁于圣赫勒拿岛。他的功过是非自有历史学家评说,至少他改变了欧洲的政治格局,是历史性的人物。他同时也是癫痫患者,在《拿破仑传》这部电影里就有皇帝癫痫大发作抽风的镜头。荷兰画家凡·高,现在可以说妇孺皆知,他的画让人流连忘返激动不已,他的一幅画可以拍卖到 5000 万美元,但他也是一个癫痫患者。此外,诸如古罗马凯撒大帝、美国总统林肯、古希腊亚力山大大帝、俄国奠基人彼得大帝、中国黄帝、成吉思汗之子、太平天国领袖洪秀全、古希腊哲学家苏格拉底、俄国作曲家柴可夫斯基、科学家牛顿、诗人拜伦、美国作家海明威、黑人领袖马丁·路德金、瑞典科学家诺贝尔奖的发起人诺贝尔等都曾患过癫痫。书圣王羲之一篇《兰亭序》,倾倒了多少帝王百姓并成为千古悬案,据说他死于癫痫。面对他们的成就,作为健康人怎么会不汗颜,应该醒悟,歧视其实是无知。这些影响全球的人物都患有癫痫,他们的成就涉及政治、军事、文学、艺术、科学等多个方面,可见癫痫患者仍能成才。

列举这些人物的目的,是要纠正一个从古至今,从国际到国内广为流传的错误概念:癫痫患者低人一等,智力欠缺,甚至有的家长认为让癫痫的孩子上学将来没用。美国有一项调查,1700 个大学毕业生,将患有癫痫的学生与无癫痫的学生对比,比较学习成绩及毕业后工作能力是否有差别,结果发现有癫痫的学生在这些方面都不比没有癫痫的学生差。由此看来癫痫患者只要智力正常,就完全具有一般人的学习及工作能力。

七、癫痫对智力的影响

生活中,当人们提到癫痫往往和智力低下联系起来,似乎癫痫患者都表现为智力低下。这是个错误的概念,在癫痫患者中有智力低下的,但大多数人智力正常,甚至少数人天资过人(如前述)。

影响患者智力发育的因素很多,癫痫与之相关,如果原发病很重,有癫痫发作,其本身就能引起智力低下。如出生时有严重的颅内出血或重度窒息或有先天性脑发育畸形,原发病本身就可以引起低下。还有一些染色体异常的疾病及先天性代谢异常的疾病,它们所引起的癫痫也常常合并智力低下。

不同类型的癫痫对智力的影响也不同,大田原综合征、婴儿痉挛症绝大部分合并智力低下,兰诺克斯综合征也常合并智力低下。而良性癫痫、失神发作很少引发智力低下。

发病年龄与智力发育也有关系,发病年龄小,对智力发育的影响大。1岁以内发病对小儿智力发育的影响很大,9岁以后发病对小儿智力发育的影响就小。

发作次数对智力也有影响,发作越频繁,智力低下的发生率越大。癫痫每次发作持续时间长,对大脑的发育不利;一次惊厥时间超过30分钟称为癫痫持续状态,频频出现持续状态,容易引起惊厥后脑损伤,可引起患儿智力低下。

抗癫痫药物对小儿智力发育影响很小,不必顾虑药物会引起智力低下。如不用药治疗,癫痫频频发作,倒会影响小儿智力的发育。

八、癫痫的预后

有些癫痫患儿的家长听到有人说"癫痫是不治之症"之后,就对癫痫的治疗失去了信心。其实癫痫是可治之症。

影响癫痫的预后因素包括癫痫的自然病史、病因、病情和治疗情况等。由于大多数癫痫患者(尤其在发达国家)在诊断后接受了治疗,有关癫痫自然病程的认识还很少。总体看来,大多数癫痫患者抗癫痫药物治疗的预后较好,约2/3的病例可获得长期的发作缓解,其中部分患者可完全停药仍长期无发作。

由于癫痫的类型复杂,药物种类也很多,而且每个患者又存在着个体差异,在小儿还存在着年龄的变化,所以没有一种抗癫痫药物对所有患者都有效。虽然治疗癫痫有一定困难,但癫痫还是可治之症。

治疗癫痫除应用药物外,还应做好对患儿的生活安排,加强对其心理的指导。另外,还应对周围的人进行教育,使他们对患儿也有一个正确的态度,为患儿创造良好的生活环境。

要想把癫痫治好,有两点必须注意:一是医生的治疗方案正确,二是家人的配合。治疗方案包括选择合适的药物,调整药物剂量,安排服药时间,决定治疗疗程。但是再好的方案也需要家长的配合,否则就达不到良好的疗效。要按医生的嘱咐服用药物,不要随意增减药量;服药要按时,平时注意观察病情,做好记录,主要是记录发作的时间较以往是缩短还是延长、发作的次数等。此外,还需要定期测量体重,因为许多抗癫痫药物都是根据体重计算的。

定期到医院复查也非常重要,进行体格检查及必要的化验、脑电图检查等。更重要的是利用复诊的时间向医生反映情况,到医院复诊前把想要咨询的问题及反映的内容先写下来,以免遗忘。反映情况一定要客观,切忌夸大或掩盖病情,因为医生正是根据反映的情况调整下一步治疗计划的。下面就具体情况做一下介绍。

1. 经治疗的新诊断的癫痫的预后

通常情况下,在出现两次及以上非诱发性癫痫发作时才诊断癫痫,并开始药物治疗。在随诊观察 10 年和 20 年时,经治疗的癫痫累积 5 年发作缓解率分别为 58% ~ 65% 和 70%。在随诊 10 年时,经治疗的成人癫痫 5 年发作缓解率为 61%。在随诊 12 ~ 30 年时,经治疗的儿童癫痫 3 ~ 5 年发作缓解率为 74% ~ 78%。对于儿童期发病的癫痫患者,在随诊 30 年时,有 64% 的病例可以达到 5 年终点无发作,其中 74% 的患者摆脱了药物。

2. 新诊断癫痫预后的主要影响因素

最主要的影响因素是癫痫的病因。总体上,特发性癫痫要比症状性或隐源性癫痫更容易达到发作缓解。在儿童癫痫中,能找到明确癫痫病因的患者预后差。其他影响癫痫预后的因素有癫痫早期的发作频率、脑电图是否有局灶性慢波或癫痫样放电、是否有全面性强直-阵挛发作、首次发作后 6 个月内出现再次发作的次数。一般认为,起病年龄和性别对预后影响不大。

3. 癫痫综合征的预后

根据综合征的本身性质和对治疗的反应,癫痫综合征的预后大体上可分为如下四种。

(1)预后很好:占 20%～30%,属良性癫痫。通常发作稀疏,可以自发缓解,不一定需要药物治疗。这类综合征包括新生儿良性发作、良性部分性癫痫(儿童良性癫痫伴中央颞区棘波/儿童良性枕叶癫痫等)、婴儿良性肌阵挛癫痫及某些有特殊原因促发的癫痫。

(2)预后较好:占 30%～40%。癫痫发作很容易用药控制,癫痫也有自发缓解的可能性。这类综合征包括儿童失神癫痫、仅有全面强直-阵挛性发作的癫痫和某些局灶性癫痫等。

(3)药物依赖性预后:占 10%～20%。抗癫痫药物能控制发作,但停药后容易复发。这类综合征包括青少年肌阵挛癫痫、大多数部分性癫痫(隐源性或症状性)。

(4)预后不良:约占 20%。尽管进行了积极的药物治疗,仍有明显的癫痫发作,甚至出现进行性神经精神功能衰退。这类综合征包括各种癫痫性脑病、进行性肌阵挛癫痫和某些症状性或隐源性部分性癫痫。

4.抗癫痫药物治疗和发作预后

目前的证据显示,抗癫痫药物治疗通常只能控制发作,似乎不能阻止潜在致痫性的形成和进展。一线抗癫痫药物之间没有明显的疗效差别。如果正确选择一种抗癫痫药物,新诊断癫痫患者的无发作率能达到60%~70%。有研究显示,使用第一种单药治疗后有47%的新诊断癫痫患者能达到无发作,再使用第二种及第三种单药治疗时则仅有13%和1%的患者可达到无发作。如果单药治疗效果不佳,可考虑联合用药。但即使经过积极治疗,新诊断的癫痫患者中有20%~30%的发作最终控制不佳。

5.停药后癫痫的预后

(1)停药后癫痫的复发情况:一项基于人群的长期研究显示,在停止药物治疗后,癫痫的5年终点缓解率为61%。因此,对于已有2年或2年以上无癫痫发作的患者而言,可以尝试减停药物。在减药过程中或停药后,癫痫复发的风险从12%至66%不等。分析显示,停药后1年和2年的复发风险分别为25%和29%。在停药后1年和2年时,保持无发作的患者累积比例在儿童中分别是66%~96%和61%~91%,而在成人中则分别是39%~74%和35%~57%,说明成人癫痫要比儿童癫痫的复发率高。复发比例在停药后12个月内最高(尤其是前6个月),随后逐渐下降。

（2）停药后癫痫复发的预测因素：高复发风险的预测因素主要看青少年期起病的癫痫、局灶性发作、有潜在的神经系统病变、异常脑电图（儿童）。举例：青少年肌阵挛癫痫、伴外伤后脑软化灶的额叶癫痫。

低复发风险的预测因素主要看儿童期起病的癫痫、特发性全面性癫痫、正常脑电图（儿童）。举例：儿童良性癫痫伴中央–颞区棘波、儿童失神癫痫。

第二节　癫痫的分类

一、癫痫发作的分类

目前，世界范围内普遍应用的仍是国际抗癫痫联盟（International League Against Epilepsy，ILAE）在 1981 年推出的癫痫发作分类，2010 年 ILAE 分类工作报告对癫痫发作的概念和分类进行了部分修订，均如表 1-1 所示。

2010 年 ILAE 分类工作报告：保留了对发作的"两分法"（局灶性发作和全面性发作）。把部分性发作称为局灶性发作。建议取消对局灶性发作的进一步分类（简单和复杂部分性发作），但提出可根据需要对局灶性发作进行具体描述。2010 年分类报告对癫痫发作的概念进行了部分修订。

表 1-1 1981 年及 2010 年 ILAE 癫痫发作的分类对比

1981 年分类	2010 年分类
全面性发作	全面性发作
强直-阵挛（大发作） 失神 肌阵挛 阵挛 强直 失张力	强直-阵挛 失神 　-典型失神 　-不典型失神 　-伴特殊表现的失神 肌阵挛失神 眼睑肌阵挛 肌阵挛 　-肌阵挛 　-肌阵挛失张力 　-肌阵挛强直 阵挛 强直 失张力
部分性发作	局灶性发作
简单部分性发作（无意识障碍） 复杂部分发作（有意识障碍） 继发全面性发作	根据需要，对局灶性发作进行具体描述
不能分类的发作	发作类型不明 癫痫性痉挛

全面性癫痫发作:发作起源于双侧大脑皮质及皮质下结构所构成的致痫网络中的某一点,并快速波及整个网络。每次发作的起源点在网络中的位置均不固定。全面性发作时整个皮质未必均被累

及,发作可不对称。

局灶性癫痫发作:发作恒定的起源于一侧大脑半球内的、呈局限性或更广泛分布的致痫网络,并有着放电的优势传导途径,可以继发累及对侧半球。局灶性发作可以起源于皮质下结构。某些患者可以有多个致痫网络和多种发作类型,但每种发作类型的起始部位是恒定的。

2017 年,ILAE 推出了新的癫痫发作及癫痫分类。在 1981 年的基础上又重新做了修改,目前尚未广泛使用,有兴趣的读者可查看相关书籍。

下面简单介绍一下比较常见的癫痫发作类型。

（一）全面性发作

1. 全面性强直阵挛发作

是一种表现最明显的发作形式,以往也称为大发作。以全身肌肉突然、短暂性持续收缩,并继发节律性肌阵挛,通常伴有自主神经受累表现为主要临床特征。可由部分性发作演变而来,也可一起病即表现为全面强直阵挛发作。

2. 失神发作

（1）典型失神:发作突发突止,表现为动作突然中止或明显变慢,意识障碍,不伴有或伴有轻微的运动症状（如,阵挛/肌阵挛/强直/自动症等）。发作通常持续 5～20 秒。发作时脑电图呈双侧对称同步、3 Hz 的棘慢综合波暴发。约 90% 的典型失神患者可被过度换气诱发。主要见于儿童和青少年,如儿童失神癫痫和青少年失神癫痫。

(2)不典型失神:发作起始和结束均较典型失神缓慢,意识障碍程度较轻,伴随的运动症状(如自动症)也较复杂,肌张力通常减低,发作持续可能超过20秒。发作时脑电图表现为慢的(<2.5 Hz)棘慢波综合节律。主要见于有弥漫性脑损伤的患儿,如伦诺克斯-加斯托综合征。

(3)肌阵挛失神:表现为失神发作的同时,出现肢体节律性阵挛性动作,并伴有强直成分。发作时脑电图与典型失神类似。

(4)失神伴眼睑肌阵挛:表现为失神发作的同时,眼睑和/或前额部肌肉出现肌阵挛动作。发作时脑电图显示全面性3 Hz～6 Hz多棘慢波综合。

3. 强直发作

表现为躯体中轴、双侧肢体近端或全身肌肉持续性的收缩,肌肉僵直,没有阵挛成分。通常持续2～10秒,偶尔可达数分钟。发作时脑电图显示双侧性波幅渐增的棘波节律。强直发作主要见于伦诺克斯-加斯托综合征。

4. 阵挛发作

表现为双侧肢体节律性(1～3 Hz)的抽动,伴有或不伴有意识障碍,多持续数分钟,发作时脑电图为全面性(多)棘波或(多)棘-慢波综合。

5. 肌阵挛发作

表现为不自主、快速短暂、电击样肌肉抽动,每次抽动历时

10~50毫秒,很少超过100毫秒。可累及全身也可限于某局部肌肉或肌群。可非节律性反复出现。发作期典型的脑电图表现为暴发性出现的全面性多棘慢波综合。肌阵挛发作既可见于一些预后较好的特发性癫痫患者(如青少年肌阵挛性癫痫),也可见于一些预后较差的、有弥漫性脑损害的癫痫性脑病(如 Dravet 综合征、伦诺克斯-加斯托综合征)。

6. 失张力发作

表现为头部、躯干或肢体肌肉张力突然丧失或减低,发作之前没有明显的肌阵挛或强直成分。发作持续 1~2 秒或更长。临床表现轻重不一,轻者可仅有点头动作,重者则可导致站立时突然跌倒。发作时脑电图表现为短暂全面性 2~3 Hz(多)棘-慢波综合发放或突然电压低减。失张力发作多见于癫痫性脑病(如伦诺克斯-加斯托综合征、Doose 综合征)。

(二)部分性发作

1. 简单部分性发作

发作时无意识障碍。根据放电起源和累及的部位不同,简单部分性发作可表现为运动性、感觉性、自主神经性和精神性发作四类,后两者较少单独出现,常发展为复杂部分性发作。

2. 复杂部分性发作

发作时有不同程度的意识障碍,可伴有一种或多种简单部分性发作的内容。

3.继发全面性发作

简单或复杂部分性发作均可继发全面性发作,可继发为全面强直-阵挛、强直或阵挛发作。本质上仍为部分性发作。

(三)癫痫性痉挛

在 2010 年 ILAE 分类工作报告中,明确把癫痫性痉挛作为一种发作类型。癫痫性痉挛可以是全面性起源、局灶性起源或起源不明。癫痫性痉挛表现为突然、主要累及躯干中轴和双侧肢体近端肌肉的强直性收缩,历时 0.2 ~ 2.0 秒,突发突止。临床可分为屈曲型或伸展型痉挛,以前者为多见,表现为发作性点头动作,常在觉醒后成串发作。发作间期脑电图表现为高度失律或类高度失律,发作期脑电图变现多样化(电压低减、高幅双相慢波或棘慢波等)。癫痫性痉挛多见于婴幼儿,如 West 综合征,也可见于其他年龄。

(四)反射性发作

反射性发作不是独立的发作类型。它既可以表现为局灶性发作,也可以为全面性发作。其特殊之处是,发作具有特殊的外源性或内源性促发因素,即每次发作均为某种特定感觉刺激所促发,并且发作与促发因素之间有密切的锁时关系。促发因素包括视觉、思考、音乐、阅读、进食、操作等非病理性因素。可以是简单的感觉刺激(如闪光),也可以是复杂的智能活动(如阅读、下棋)。发热、酒精或药物戒断等病理性情况下诱发的发作,则不属于反射性发作。反射性发作和自发性发作可同时出现在一个癫痫患者身上。

二、癫痫及癫痫综合征

疾病和综合征是两个不同的范畴。一般认为疾病是具有共同病因和预后的病变。癫痫综合征是指由一组体征和症状组成的特定的癫痫现象,具有独特的临床特征、病因及预后。临床上在明确为癫痫及其发作类型后,应结合发病年龄、发作类型、发作的时间规律和诱发因素、脑电图特征、影像学结果、家族史、既往史、对药物的反应及转归等资料,根据已被接受的癫痫综合征列表,尽可能做出癫痫综合征类型的诊断。其对治疗选择、判断预后等方面具有重要的意义。

(一)癫痫及癫痫综合征分类

1989 年 ILAE 癫痫及癫痫综合征分类:将癫痫及癫痫综合征分成四大类:部位相关性(局灶、局限性、部分性)癫痫及综合征、全面性癫痫及综合征、不能确定为局灶性还是全面性的癫痫及综合征、特殊综合征。从病因学角度,将癫痫及癫痫综合征主要分为三种类型:

1. 特发性癫痫及综合征

除了可能的遗传易感性之外,没有其他潜在的病因。除了癫痫发作之外,没有结构性脑部病变和其他神经系统症状或体征。通常有年龄依赖性。举例:儿童失神癫痫、青少年肌阵挛癫痫。

2. 症状性癫痫及综合征

癫痫发作是由一个或多个可辨认的结构性脑部病变引起的。举例:海马硬化引起的内侧颞叶癫痫、局灶性皮质发育不良引起的额叶癫痫。

3.隐源性癫痫及综合征

推测病因也是症状性的,但以目前的检查手段无法明确病因。也与年龄相关,但通常没有定义明确的脑电-临床特征。随着高分辨率 MRI 的应用及遗传病因学的发展,隐源性癫痫的数量将越来越少。

(二)常见癫痫和癫痫综合征类型及诊断要点

1.良性家族性新生儿癫痫(benign familial neonatal epilepsy, BFNE)

本病是一种少见的常染色体显性遗传性疾病。主要特征是正常足月新生儿出生后不久(多数在 7 天内)出现强直、阵挛发作,常合并自主神经症状和运动性自动症,发作频繁、短暂,一般持续 1 ~ 3 分钟。发作间期患儿一般状态良好,除家族中有类似发作史和脑电图非特异性改变之外,其他病史和检查均正常。该病预后良好,惊厥发作在新生儿期后消失,精神运动发育正常。脑电图发作间期大多正常,部分病例有全面性或局灶性异常。

2.良性婴儿癫痫

本病既往又称为良性婴儿惊厥,其临床特点为首发年龄 3 ~ 20 个月,多数在 1 岁内起病,有或无良性婴儿癫痫家族史,起病前后智力运动发育正常,表现为局灶性发作或继发全面性发作,发作常呈丛集性,无癫痫持续状态。脑电图发作间期背景正常,无典型癫痫样放电,睡眠期可有局灶性小棘波;发作期脑电图放电可起源于颞区、顶区、枕区或额区。头颅影像学检查无异常。本病对抗癫痫药物治疗效果好,2岁后不再发作,预后良好。

3. 良性婴儿肌阵挛性癫痫(benign myoclonic epilepsy in infancy)

本病是一种临床少见的癫痫综合征。可能与遗传有关,主要特征是1~2岁(3岁以前)时出现全面性肌阵挛发作,基本不伴其他发作类型。发作间期脑电图正常,或有短暂的全导棘慢波、多棘慢波爆发,主要出现于入睡过程中浅睡期,发作期脑电图为全导(多)棘-慢综合波。发作易于控制,生长发育正常,预后佳。

4. 早期肌阵挛脑病(early myoclonic encephalopathy)

特征为生后3个月内起病,多数病例在新生儿期即发病,出现节段性、游走性肌阵挛,以后有频繁的局灶性发作,部分患者有明显的肌阵挛和强直痉挛性发作。脑电图表现为暴发抑制图形。病因多不清楚,有些病例为先天代谢性障碍。病情严重,死亡率高,存活者常有精神运动发育迟滞,预后差。属于癫痫性脑病。

5. 大田原综合征(Ohtahara综合征)

本病又称婴儿早期癫痫性脑病,被认为是年龄依赖性癫痫性脑病的最早发病形式。起病年龄在3个月内,主要特征为婴儿早期出现强直痉挛性发作,清醒和睡眠期均可发作,伴脑电图暴发抑制图形和严重的精神运动障碍,部分病例有脑部结构性病变。本病发作多难以控制,预后差。存活者常演变为West综合征和伦诺克斯-加斯托综合征。

6. Dravet 综合征

本病既往又称婴儿严重肌阵挛癫痫,因本病有四分之一的患儿可始终不出现肌阵挛发作,2001 年 ILAE 将本病更名为 Dravet 综合征。其临床特点为 1 岁以内起病,首次发作多表现为热性惊厥,1 岁以内主要表现为发热诱发的持续时间较长的全面性或半侧阵挛抽搐,1 岁后逐渐出现多种形式的无热抽搐,包括全面性或半侧阵挛或强直阵挛发作、肌阵挛发作、不典型失神、局灶性发作,发作常具有热敏感性。早期发育正常,1 岁后逐渐出现智力运动发育落后或倒退,可出现共济失调和锥体束征。脑电图在 1 岁以前常无异常,1 岁以后出现广泛性棘慢波、多棘慢波或局灶性、多灶性痫样放电。约70%的患儿可发现钠离子通道 *SCN1A* 基因突变。多数患儿对抗癫痫药物疗效差,预后不良,属于癫痫性脑病。

7. 婴儿痉挛症

本病又称 West 综合征。多在 1 岁以内发病,高峰年龄为 4～6 月龄,病因复杂多样,可分为症状性、隐源性和特发性,是脑损伤的年龄依赖性反应。特征性表现为癫痫性痉挛发作、脑电图高度失律和精神运动发育障碍三联征。为临床最常见的癫痫性脑病,总体预后不良。

8. 伦诺克斯-加斯托综合征(LGS)

是一种临床常见的年龄相关性癫痫性脑病。多发生于 1～8 岁儿童。病因复杂多样,发病机制不清,部分病例由 West 综合征演变而来。主要特征为频繁形式多样的癫痫发作、脑电图广泛性慢的(1.5~2.5 Hz)棘-慢综合波和精神智力发育迟滞三联征。最常见的发作类型有强直、不典型失神及失张力发作,也可有肌阵挛、全面强直-阵挛和局灶性发作。通常发作频繁,药物难以控制,总体预后不良。

9. 肌阵挛失张力癫痫

本病又称为 Doose 综合征、肌阵挛-站立不能性癫痫。临床少见,起病年龄在 5 岁以内,特征为肌阵挛和猝倒发作,后者主要是失张力机制所致。发作间期可见顶区为主的 θ 节律,发作期脑电图为广泛不规则的 2.5~3 Hz(多)棘-慢综合波,同步肌电图可见短暂电静息期。病因不明,半数以上患者发作最终可缓解,预后良好。多数患者智力正常或接近正常。

10. 儿童良性癫痫伴中央颞区棘波(Benign childhood epilepsy with centrotemporal spikes,BECTS)

本病又称良性 Rolandic 癫痫,是儿童期最常见的癫痫综合征,明显年龄依赖,多数患者 5~10 岁发病。主要特点是面部和口咽部局灶运动性和感觉性发作,偶有继发全面性发作。大多数病例仅在睡眠中发作,通常发作不频繁。预后良好,几乎所有病例在 16 岁前缓解。脑电图的特征为中央颞区棘波,在睡眠中发放明显增多。

11. 儿童失神癫痫

是儿童期常见的特发全面性癫痫综合征。发病与遗传有关。一般起病于 4~10 岁。临床表现为频繁典型失神发作,一般不伴有其他类型的发作。过度换气很容易诱发。脑电图背景正常,发作期为双侧广泛、同步、对称性 3 Hz 棘-慢综合波,发作时间通常不超过 20 秒。患儿体格智力发育正常,预后良好。

12. Panayiotopoulos 综合征

本病既往又称早发性儿童良性枕叶癫痫(Panayiotopoulos 型)。发病于儿童早中期,主要临床特征为呕吐为主的自主神经症状性发作及发作持续状态,多数患儿脑电图显示枕区多灶性棘波放电,也可为其他脑区棘波发放。一般认为发病与遗传有关,预后良好。

13. 晚发性儿童枕叶癫痫(Gastaut 型)

本病发病较早发型晚,发病年龄为 3～16 岁。主要临床特征为以视觉异常等枕叶癫痫发作为主,有时伴偏身或全身性抽搐发作,脑电图有枕叶阵发性放电。一般认为发病与遗传有关,预后良好。

14. 获得性癫痫性失语(LKS)

本病又称获得性癫痫性失语。本病较少见,是儿童期特有的癫痫综合征,病因不清。起病多在 2～8 岁。临床主要表现为获得性失语、癫痫发作、脑电图异常和行为心理障碍。癫痫发作和脑电图改变呈年龄依赖性,常在 15 岁后缓解,半数以上患者持续有语言、心理和行为障碍。脑电图以慢波睡眠期连续出现的棘慢综合波为特征,多为双侧性,颞区占优势。

15. 癫痫性脑病伴慢波睡眠期持续棘慢波(CSWS)

病因不明,属于一种癫痫性脑病。为年龄依赖性综合征,主要见于儿童。主要特征为脑电图慢波睡眠期电持续状态、多种类型癫痫发作(如不典型失神、失张力发作、全身强直-阵挛发作或局灶性发作)、神经心理和运动行为障碍。脑电图表现的 CSWS 是本病的实质和标志。CSWS 与 LKS 有重叠,两者是否为各自独立的综合征尚有争议,许多学者认为两者属于同一疾病实体中的两种表现形式。在 CSWS,神经心理障碍多表现为全面性的智力倒退,间期脑电图异常主要在前头部(额叶);而在 LKS,神经心理障碍主要表现为获得性失语,可能不伴有癫痫发作,脑电图异常主要位于双侧颞叶。

16. 青少年失神癫痫(JAE)

本病是常见的特发性全面性癫痫综合征之一。发病年龄多在 7~16 岁,高峰为 10~12 岁。主要临床特征为典型失神发作,失神发作的频率较 CAE 少,约 80% 的病例伴有全身性强直-阵挛发作,约 15% 的病例还有肌阵挛发作。发作期脑电图为双侧广泛同步、对称性 3~4 Hz 棘-慢综合波,多数病例治疗后缓解,预后不如 CAE,药物治疗对大多数 JAE 有效,但停药后仍有可能复发。

17. 青少年肌阵挛癫痫(JME)

本病为常见的特发性全面性癫痫综合征。通常起病于 12~18 岁,生长发育及神经系统检查正常。临床主要表现为觉醒后不久出现肌阵挛发作,80% 以上的病例有全身性强直-阵挛发作,约 1/3 的病例有失神发作。发作间期脑电图特征为双侧性 4~6 Hz 多棘-慢综合波。本病对药物治疗反应好,但多数患者需长期治疗。

18. 仅有全面强直-阵挛发作性癫痫

高峰年龄段为 10~20 岁。病因不清,属于特发全面性癫痫。指全部患者均有 GTCS,可发生于任何时间(睡眠、清醒或觉醒时),基本无其他发作类型。本综合征包含了 1989 年 ILAE 提出的觉醒期强直-阵挛发作性癫痫。预后良好。脑电图为广泛性 4~5 Hz 多棘-慢综合波或多棘波发放。

19. 遗传性癫痫伴热性惊厥附加症

既往称为全面性癫痫伴热性惊厥附加症(generalized epilepsy with febrile seizures plus,GEFS+)。GEFS+为家族性遗传性癫痫综合征,发病年龄主要在儿童期和青少年期。家系成员的临床表型具有异质性,最常见的表型为热性惊厥(FS)和热性惊厥附加症(FS+)、其次为 FS/FS+伴肌阵挛发作、FS/FS+伴失神发作、FS/FS+伴失张力发作、FS/FS+伴局灶性发作,其他少见的表型为部分性癫痫、特发性全面性癫痫,个别患者表现为 Dravet 综合征或肌阵挛失张力癫痫。家族成员中有 FS 和 FS+病史是 GEFS+家系诊断的重要依据。GEFS+家系成员的具体表型诊断根据其发作类型和脑电图特点确定。GEFS+家系成员总体预后良好,青春期后不再发作,但如果为 Dravet 综合征,则预后不良。

20. 肌阵挛失神癫痫

可为特发性、症状性或病因不明。起病年龄在 1~12 岁,平均为 7 岁。临床特征为频繁肌阵挛-失神性发作。部分患者还可出现全面强直-阵挛发作或失张力发作。发作期脑电图为广泛性 3 Hz 棘-慢综合波。药物治疗反应欠佳,总体预后不如儿童和青少年失神癫痫好。

21. 颞叶癫痫（TLE）

本病是指发作起源于包括海马、杏仁核、海马旁回和外侧颞叶新皮质在内的颞叶，是临床最常见的癫痫类型。主要见于成年人和青少年。在成年人癫痫中，约50%以上的病例为TLE。TLE可以分为内侧颞叶癫痫（mesial temporal lobe epilepsy，MTLE）和外侧颞叶癫痫（lateral temporal lobe epilepsy，LTLE），绝大多数病例为前者。大多数TLE为症状性或隐源性，极少数为特发性（家族性TLE）。海马硬化是TLE最常见的病因和病理改变。临床主要表现为简单部分性发作、复杂部分性发作伴自动症和继发全面性发作。约1/3的患者发作间期脑电图可见颞区的癫痫样放电。部分患者对于药物的反应性欠佳，可考虑接受手术治疗。

22. 额叶癫痫（FLE）

本病是指发作起源于额叶内任何部位的癫痫，发生率和在手术病例中均仅次于TLE。大多数FLE为症状性或隐源性，极少数为特发性。儿童及成年人都可发病。临床表现复杂多样，不同个体间差异很大。常见发作类型有简单部分性发作、复杂部分性发作和继发全面性发作。通常发作频繁，运动性症状明显，持续时间短暂，多见于睡眠中发作。部分病例临床表现怪异，有时需要与非癫痫性发作鉴别。常规脑电图检查的阳性率较低，部分患者脑电图显示额区痫样放电。

常染色体显性遗传夜间额叶癫痫（ADNFLE）是一种常染色体显性遗传的额叶癫痫，常表现不全外显率（70%）。通常儿童期起病，以夜间成串、短暂发生的复杂运动性发作为临床特征。患者生长发育及神经系统检查大多正常。脑结构影像学检查基本正常,脑电图检查通常也无特异性表现。癫痫发作多终生存在,但通常在 50 岁以后发作减轻。本病多需要长期抗癫痫药物治疗。

23. Rasmussen 综合征

又称 Rasmussen 脑炎。主要在儿童期发病,病因和发病机制均不清楚。病理特征为一侧大脑半球慢性局限性炎症。临床表现为药物难治性部分运动性癫痫发作,常发展成部分性癫痫发作持续状态(EPC)、进行性偏身力弱和智力障碍。脑结构影像学显示一侧脑皮质进行性萎缩。本病对药物治疗反应差,手术可有效控制癫痫发作,阻止病程进展。本病预后不良,多留有神经系统后遗症。

24. 进行性肌阵挛癫痫

本病是一组由遗传性或者代谢性病因导致的具有肌阵挛发作的慢性进行性疾病,其共同临床特点为肌阵挛发作(癫痫性或者非癫痫性的)、其他形式的癫痫发作和进行性神经功能及精神智力衰退。病情呈进展性,进展情况与病因有关,多数预后不良。常见的具体疾病包括 Lafora 病、神经元蜡样褐脂质沉积病、肌阵挛癫痫伴破碎红纤维及 Unverricht-Lundborg 病等。

第二章 癫痫的诊断与鉴别诊断

第一节 癫痫的诊断

一、癫痫诊断的五步骤

癫痫是一种慢性病,需要较长时间的治疗,癫痫患者常出现精神、行为与智力障碍,使患儿与家长产生较重的心理负担,所有的癫痫诊断极需慎重,避免误诊。能够掌握正确的诊断方法、正确的分型,选择恰当的治疗药物,才能获得满意的治疗效果。由于小儿癫痫病因多样,发作症状复杂而短暂,使小儿癫痫的诊断具有一定难度。癫痫的诊断可分为 5 个步骤。

1. 确定发作性事件是否为癫痫发作

主要是发作性事件的鉴别,包括诱发性癫痫发作和非诱发性癫痫发作的鉴别。一般情况下,临床出现两次(间隔至少 24 小时)非诱发性癫痫发作时可诊断为癫痫。

2. 确定癫痫发作的类型

根据发作类型分类确定患者的发作类型,如可能,应明确在大脑的定位。如为反射性发作,需要指明特殊的刺激因素。

3. 确定癫痫及癫痫综合征的类型

对于能确定癫痫及癫痫综合征的,应按照 ILAE 分类系统来确定。应注意,有些病例无法归类于某种特定癫痫综合征。

4. 确定病因

根据经常合并癫痫或癫痫综合征的疾病分类确定病因、遗传缺陷,或症状性癫痫的特殊病理基础。

5. 确定残障和共患病

如合并脑性瘫痪、偏头痛、孤独症谱系障碍、多动障碍、焦虑障碍、情感障碍等。

二、癫痫的诊断方法

(一)获取病史资料

完整病史是癫痫诊断中最重要的环节,应包括现病史(重点是发作史)、出生史、生长发育史、既往史、家族史、疾病的社会心理影响等。

(1)现病史(重点是发作史)。

(2)首次发作年龄。

(3)发作前状态或促发因素(觉醒、清醒、睡眠、饮酒、少眠、过度疲劳、心理压力、精神、刺激、发热、体位、运动、前驱症状及与月经的关系等)。

（4）发作最初时的症状/体征（先兆、运动性表现等）。

（5）发作时表现（睁眼、闭眼、姿势、肌张力、运动症状、自主神经症状、自动症、意识状态、舌咬伤、尿失禁等）。

（6）发作演变过程发作持续时间。

（7）发作后表现（清醒、烦躁、嗜睡、朦胧状态、托德瘫痪、失语、遗忘、头痛、肌肉酸痛等）。

（8）发作频率和严重程度（包括持续状态史）及脑电图检查结果。

（9）其他辅助检查（血压、血糖、电解质、心电图、头部影像学等）。

（10）其他发作形式（如有，应按上述要点询问发作细节）。

（11）抗癫痫药物使用情况（种类、剂量、疗程、疗效、不良反应、依从性等）。

（12）发作间期状态（精神症状、记忆力、焦虑、抑郁等）。

（13）发病后精神运动发育情况。

（14）既往史和家族史。

（15）围产史（早产、难产、缺氧窒息、产伤、颅内出血等）。

（16）中枢神经系统其他病史（感染、外伤、脑卒中、遗传代谢疾病等）。

（17）生长发育史（精神运动发育迟滞、倒退）。

（18）有无新生儿惊厥及热惊厥史（简单型、复杂型）。

（19）家族史（癫痫、热惊厥、偏头痛、睡眠障碍、遗传代谢疾病等）。

（20）疾病的影响（求学困难、失业、不能开车、被过度保护、活动受限、心理压力等）。

（二）体格检查

全身检查：重点应放在神经系统，包括意识状态、精神状态、局灶体征（偏瘫等）、各种反射及病理征等。注意观察头颅形状和大小、外貌、身体畸形及排查某些神经皮肤综合征。体格检查对癫痫的病因诊断有初步提示作用。有些体征则可能提示抗癫痫药物的不良反应。

（三）辅助检查

1. 脑电图（EEG）

EEG 对癫痫的诊断和分型有很重要的价值，是诊断癫痫发作、确定发作和癫痫的类型最重要的辅助手段。癫痫发作最本质的特征是脑神经元异常过度放电，而 EEG 是能够反映脑电活动最直观、便捷的检查方法，为癫痫患者的常规检查。当然，临床应用中也必须充分了解 EEG（尤其头皮 EEG）检查的局限性，必要时可延长监测时间或多次检查。

2. 神经影像学

磁共振成像（MRI）对于发现脑部结构性异常有很高的价值。如果有条件，建议常规进行头颅 MRI 检查。头部 CT 检查在显示钙化性或出血性病变时较 MRI 有优势。某些情况下,已确诊为典型的特发性癫痫综合征(如儿童良性部分性癫痫)时,可以不进行影像学检查。其他影像学检查,如功能磁共振成像(fMRI)、磁共振波谱(MRS)、单光子发射计算机断层成像(SPECT)、正电子发射断层成像(PET)等,均不是癫痫患者的常规检查。但应注意,影像学的阳性结果不代表该病灶与癫痫发作之间存在必然的因果关系。

3. 其他检查

(1)血液检查:血常规、血糖、电解质、肝肾功能、血气、丙酮酸、乳酸等方面的检查,能够帮助查找病因。定期检查血常规和肝肾功能等指标还可辅助监测药物的不良反应。临床怀疑中毒时,应进行毒物筛查。已经服用抗癫痫药物者,可酌情进行药物浓度监测。

(2)尿液检查:尿常规及遗传代谢病的筛查。

(3)脑脊液检查:主要为排除颅内感染性疾病,对某些遗传代谢病的诊断也有帮助。

(4)心电图:对于疑诊癫痫或新诊断的癫痫患者,多主张常规进行心电图检查。这有助于发现容易误诊为癫痫发作的某些心源性发作(如心律失常所致的晕厥发作),还能早期发现某些心律失常(如长 QT 综合征、传导阻滞等),从而避免因使用某些抗癫痫药物而可能导致的严重后果。

(5)基因检测:目前已经成为重要的辅助诊断手段之一。既往利用一代测序技术,可以逐一检测已知的癫痫致病基因,仅适用于临床高度怀疑的某一种癫痫综合征,例如 Dravet 综合征等。随着高通量二代测序技术及微阵列比较基因组杂交技术(aCGH)的发展及应用于癫痫研究,越来越多的癫痫致病基因被发现。也发展出了基于二代测序技术的疾病靶向序列测序技术,此方法能够一次性检测所有已知的癫痫相关致病基因,是一种快速、高效、相对成本低廉的临床遗传学诊断技术,方便我们了解癫痫患者的基本遗传信息,目前已经成功应用于癫痫性脑病的病因学诊断。aCGH 技术能高效地检测出癫痫患者相关的致病性拷贝数改变。目前,基因检测不作为常规病因筛查手段,通常是在临床已高度怀疑某种疾病时进行。

三、癫痫诊断中的注意事项

1.区分诱发性和非诱发性癫痫发作

并非所有的癫痫发作都要诊断为癫痫。按照定义,患者的发作必须是非诱发性癫痫发作时才能诊断癫痫,而诱发性癫痫发作即使反复出现通常也不考虑诊断为癫痫。把反复的急性症状性发作误诊为"症状性癫痫"的做法必然导致过度诊断及治疗,也会导致癫痫流行病学的调查结果不可靠。有癫痫发作但通常不诊断为癫痫的情况包括新生儿良性发作、热性惊厥、中枢神经系统或全身系统性疾病的急性期出现的发作。但反复发生的反射性发作可以诊断为癫痫,尽管每次发作看似是"诱发性"的。

2.病史和辅助检查在癫痫诊断中的作用

病史资料是诊断癫痫最重要的依据,癫痫在很大程度上是一种临床诊断。按照定义,临床出现两次非诱发性癫痫发作时就可以诊断癫痫了,通常也就可以考虑药物治疗了。多数情况下,详细询问病史尤其是发作史就可确定发作性症状是否为癫痫性发作,甚至可以初步进行发作类型和癫痫(综合征)类型的诊断,后期的脑电图及影像学检查往往作为进一步验证或明确前期诊断的手段。脑电图异常不一定要诊断为癫痫,脑电图正常也不能排除癫痫。应避免患者短期内已有数次典型的大发作,但因脑电图正常而未能诊断癫痫并延误治疗的情况。

3. 获取完整的癫痫发作史

病史采集不充分是造成癫痫误诊的最常见原因。癫痫发作往往历时短暂,医生目睹癫痫发作的可能性不大,所以详细而有条理的病史询问尤为重要。应建议患者本人和发作目击者一同就诊,以便获取完整的病史。如有可能,建议患者或家属用手机或家用摄像机把发作过程摄录下来,就诊时供医生分析。另外,在患者或目击者表述不清的情况下,让他们观看各种典型的发作录像也是很好的方法,往往可以使他们找到与患者表现最类似的发作。如果确实难以获得可靠病史,应向患者解释病史的重要性,以便再次发作时留意观察及复诊时提供。

4. 避免漏掉"轻微发作"

完整的发作类型信息对于癫痫(综合征)的类型诊断很重要。在询问病史时,既要关注表现明显的发作(如大发作),也要关注患者或发作目击者经常忽略或不主动告之的某些"轻微发作",例如,先兆发作、肌阵挛发作、意识障碍、轻微的局灶性发作等。举例:对于主诉有过数次原发性大发作且既往史正常的青少年患者,如果病史中能够问出常被患者忽视的晨起后肢体"抖动"的情况,则临床要考虑"青少年肌阵挛癫痫"的可能,否则考虑可能是"仅有大发作的特发全面性癫痫"了。

5.长程视频-脑电图监测的应用

按照定义,诊断癫痫发作的"金标准"应该是在发作期异常脑电活动和临床表现之间建立起"因果关系",这可通过长程视频-脑电图监测来实现。当然,所有患者都进行长程监测既不实际也无必要。对于那些通过详细病史询问仍不明确发作性质的病例,可以进行长程视频-脑电图监测来明确诊断。另外,对于目前国内容易诊断诸如"腹型癫痫""头痛型癫痫""以××为唯一发作表现的癫痫"现象,也应以上述的"金标准"来衡量和检验。当然,实践中也应了解长程视频-脑电图监测的局限性和不足。

6.识别"假性"药物难治性癫痫

在诊断药物难治性癫痫之前,应注意排除是否为"假性"药物难治性癫痫。重点考虑有无如下可能:①非癫痫性发作;②癫痫发作的分类错误(如将失神发作误诊为复杂部分性发作);③针对发作类型的选药不当(如用卡马西平控制失神发作);④药物剂量不足或给药方法不当;⑤患者服药依从性差;⑥加重发作的可控诱因(如过量饮酒、缺少睡眠等);⑦其他可导致癫痫难治的病因(如维生素 B_6 依赖症、葡萄糖转运体Ⅰ缺陷症等)。另外,有些癫痫患者可能同时存在癫痫发作和非癫痫发作,应注意鉴别,必要时行长程视频-脑电图监测明确诊断。避免因为将发作性症状都误认为是癫痫发作,而不断增加药物剂量或频繁更换药物来控制"难治性癫痫"的情况。

7. 癫痫诊断和治疗间的关系

癫痫的诊断和治疗尽管关系密切,但不一定存在必然联系。诊断癫痫后不一定都要治疗。例如,对发作稀疏的儿童良性部分性癫痫或发作轻微(如仅有先兆发作)癫痫患者,可以选择不治疗。对癫痫患者是否治疗取决于多方面因素,包括患者意愿、个体化服药/不服药的获益-风险比等。另一方面,不诊断癫痫也可考虑开始治疗。例如,对于脑炎急性期出现的反复癫痫发作患者,尽管不诊断为癫痫,临床上通常会进行药物治疗。

第二节　脑电图在癫痫诊断中的应用

一、脑电图在临床中的作用

脑电图(electroencephalogram,EEG)是通过安置在头皮或颅内的电极记录大脑皮质神经元的自发性、节律性电活动。脑电图是癫痫诊断和鉴别中最重要的一项检查工具,尽管高分辨率的解剖和功能影像学在不断地发展,但脑电图始终是其他检测方法所不可替代的。

1. 脑电图在癫痫诊断和治疗中的主要作用

(1)有助于确定发作性事件是否为癫痫发作。

(2)有助于癫痫发作和癫痫综合征的分类。

(3)有助于发现癫痫发作的诱发因素。

(4)有助于评估单次非诱发性癫痫发作后再次发作的风险。

(5)辅助评估抗癫痫药治疗的疗效。

(6)癫痫外科术前评估。

(7)排除癫痫样放电所致的认知障碍。

(8)辅助评估抗癫痫药撤药后的复发风险。

2. 癫痫患者脑电图的敏感性、特异性及正确评价

(1)脑电图在癫痫诊断中的敏感性:指癫痫样放电(epileptiform discharges)在癫痫人群中的发生率,并不是所有癫痫患者脑电图都能监测到发作间期的癫痫样放电。一般来说,癫痫样放电在癫痫儿童中的发生率明显高于成人,且癫痫起病年龄越早发生率越高。

(2)脑电图癫痫样放电的特异性:指相比癫痫患者而言,癫痫样放电在正常人群中的发生率。10%的正常人可有非特异性脑电图异常,1%的正常人可检测到癫痫样放电,对于有神经系统异常而无癫痫发作的儿童,其癫痫样放电的检出率会更高。常见的有3种类型癫痫样放电可出现在非癫痫人群特别是儿童中:中央颞区放电、广泛性棘慢波放电及光阵发反应。儿童中60%的中央颞区放电和50%的枕区放电不伴有临床癫痫发作,仅有光阵发反应者很少出现癫痫发作。因此,不能仅凭借脑电图异常而不考虑临床表现来诊断癫痫。

(3)正确评价脑电图的作用:①少数癫痫发作的发作期头皮脑电图正常,或被伪差遮盖而难以识别。②癫痫发作频率与发作间期放电有时不成比例,放电的多少不一定能反映癫痫的严重性,如儿童良

性癫痫伴中央颞区棘波患者在睡眠中常有多量的放电,但癫痫发作频率常较低,预后良好。

3. 脑电图监测种类的选择

应用比较广泛的头皮脑电图监测主要有常规脑电图、动态脑电图及视频脑电图 3 种类型。

(1)常规脑电图:一般记录时间为 30 分钟左右,监测时间短,特别是缺乏睡眠状态时常难以记录到癫痫样放电。

(2)动态脑电图(ambulatory EEG, AEEG)监测:通常可连续记录 24 小时左右,因此又称 24 小时脑电图监测。采用便携式记录设备,患者的活动相对不受限,优点是在完全自然活动的条件下记录脑电图,但由于没有录像设备,不能观察患者发作中的情况。主要适用于发作频率相对稀少、短程脑电图不易记录到发作者;或癫痫发作已经控制,准备减停抗癫痫药前或完全减停药物后复查脑电图的患者。

(3)视频脑电图(video EEG, VEEG)监测:是在脑电图设备基础上增加了同步视频设备,从而同步拍摄患者的临床情况,易于观察癫痫发作与脑电图变化间的实时关系。监测时间可根据需要灵活掌握,但鉴于监测时间延长导致费用增多、有限的资源使患者预约等候时间长等情况,如果监测目的主要用于癫痫诊断和药物治疗而不涉及外科手术,一般监测数小时并能记录到一个较为完整的清醒-睡眠-觉醒过程,其阳性率与 24 小时动态脑电图近似,是目前诊断癫痫最可靠的检查方法,并有逐渐取代动态脑电图监测的趋势;对于术前评估患者,根据其发作频率适当延长监测时间,以监测到该患者惯常的癫痫发作类型为目的。

（4）颅内电极脑电图。根据需要，有些外科手术治疗前应记录颅内电极脑电图。根据颅内电极植入技术的不同，颅内电极脑电图分为术前（硬膜下和深部电极脑电图、立体定向脑电图）和术中脑电图两种。

1）术前脑电图：硬膜下和深部电极脑电图根据临床发作时症状及头皮脑电图提供的线索确定范围，通过开颅或钻孔的方法将条状、栅状电极或深部电极植入颅内硬膜下脑表面或脑深部，并应用视频脑电图仪记录大脑皮质表面或深部皮质结构发作间期和发作期的脑电图，对致痫灶进行精确定位。

立体定向脑电图通过立体定向技术将不同规格的电极精确置入颅内深部结构并记录其电活动。

2）术中脑电图：当术前检查确定致痫区后，为进一步确定切除范围，可在手术中大脑皮质暴露后，应用条形、栅格状或深部电极短程记录局部皮质或深部结构的脑电图。

4. 脑电图监测时机的选择

（1）首次癫痫发作后应完成脑电图监测，原因：①脑电图有助于诊断及评判预后。②获取治疗前的脑电图基本资料。③可能有助于确定某些特殊的癫痫综合征。④脑电图可能监测到临床上难以发现的发作，如非惊厥性癫痫发作、肌阵挛发作等。⑤脑电图可能发现一些诱发因素如光敏性发作。⑥有助于预测癫痫发作再发率：首次癫痫发作后脑电图有癫痫样放电者其再发率是脑电图正常者的 $2\sim3$ 倍。

（2）任何发作性临床症状在确诊困难时均应做脑电图监测。

（3）癫痫治疗过程中应定期复查脑电图：①癫痫发作已控制。脑电图异常：0.5～1年复查一次脑电图。脑电图正常：可适当延长脑电图复查间隔时间。②癫痫发作未控制。可根据临床需要不定期或随时复查脑电图。

（4）减停抗癫痫药前应进行脑电图监测：脑电图是判断停药时机的重要辅助指标,当临床上考虑减停抗癫痫药时,在结合年龄、病因、癫痫发作类型及癫痫综合征、治疗过程等情况下,应进行脑电图检查来评判癫痫复发的风险。

1）脑电图正常：结合临床,可以作为减停抗癫痫药的参考指标。具体病例应根据临床具体分析,如青少年肌阵挛癫痫患者即使脑电图正常多不能减停抗癫痫药,儿童良性癫痫伴中央颞区棘波患者脑电图正常甚至仍有癫痫样放电仍可能考虑减停抗癫痫药。不能完全排除复发的风险。

2）脑电图异常：脑电图异常者复发的风险较脑电图正常者相对较大,故应慎重考虑可否减停抗癫痫药。如果脑电图放电明显,一般应暂缓减药1～2年。

二、脑电图的分析

（一）脑电图的基本特征

脑电图记录中电极对之间电位差的变化形成脑波,脑波由周期与频率、波幅、位相 3 个基本要素组成。

1. 脑电图的周期

周期(cycle)是指相邻的两个波谷或波峰之间的时间间隔,单位为毫秒。频率指相同周期的脑波在 1 秒内重复出现的次数,单位为 Hz 或周期/秒。人类脑波的频率一般在 0.5 ~ 70 Hz,脑波频率的分类如表 2-1 所示。

表 2-1 脑波频率的分类

分类	频率(Hz)
δ 波	0.5 ~ 3.5
θ 波	4 ~ 7
α 波	8 ~ 13
β 波	14 ~ 30
γ 波	>30

2. 脑电图的波幅

波幅(amplitude)反映的是任意两个电极之间的电位差,也称电压,单位为 μV。一般确定标准状态下 10 μV 的电压相当于 1 mm 的高度。按照波幅的高低,通常将小儿脑波分为 4 种类型:50 μV 以下为低波幅,50 ~ 150 μV 为中波幅,150 ~ 300 μV 为高波幅,300 μV 以上为极高波幅。

3. 位相

位相(phase)是指脑波的波幅与时间的对应关系。通常规定以基线为标准,波峰向上的脑波称为负相波,波峰向下的脑波称为正相波。

(二)正常脑电图

正常脑电图是统计学概念,是统计分析健康人群脑电图的结果。脑电图的表现受如年龄、意识及精神状态、个体间差异、药物等多种因素的影响,判断脑电图时要时刻考虑这些因素。

1. 正常清醒期和睡眠期脑电图形

人正常清醒期和睡眠期主要脑波分类及特征如表2-2所示。

表2-2 清醒期和睡眠期主要脑波分类及特征

状态	脑波分类	频率/Hz	波幅	波形	分布	反应性	出现状态	出现年龄
清醒期	α节律	8～13	低—中	弦样波	后头部	睁眼抑制	闭眼	3岁以上
	β活动	>13	低	弦样波	广泛分布,额区显著	—	多种状态	任何年龄
	μ节律	9～11	低—中	"μ"形状	中央区	肢体运动抑制	清醒,不受睁闭眼影响	人群出现率3%～10%
	λ波	>30	低	双相或三相尖波	枕区显著	—	清醒,明亮光线下视觉扫视	3～12岁多见
	后头部慢波	2～4	中—高	慢波,单个或节律性出现	后头部	睁眼	闭眼或眨眼后	儿童

续表2-2

状态	脑波分类	频率/Hz	波幅	波形	分布	反应性	出现状态	出现年龄
睡眠期	思睡期慢活动	4~7	中—高	慢波	中央、顶区显著或广泛性	—	清醒到入睡时	儿童多见
	睡眠期枕区一过性正相尖波	4~5	低	正相尖波	枕区	—	NREM I 期及 II 期	儿童及成人
	顶尖波	—	高	尖波	颅中央顶区显著	—	NREM I 期后期	儿童及成人
	睡眠纺锤	12~14	低	纺锤形	颅中央顶区显著	—	NREM II 期	儿童及成人
	K 综合波	—	高	尖形负相波-正相波	颅中央顶区显著	刺激可诱发	NREM II 期	儿童及成人
	δ 波	0.5~3.5	高	慢波	广泛性	—	NREM III 期及 IV 期	儿童及成人
	锯齿样波	4~7	中	拱形有正相切迹的 θ 节律波	颅中央顶区显著	—	REM 睡眠	儿童及成人
	觉醒反应	各种频段	低—高	节律性脑波	额、中央区显著	—	觉醒期	儿童及成人

2. 依据脑电图进行睡眠分期

正常人从清醒状态进入睡眠状态时,首先进入 NREM 睡眠,整夜睡眠中 NREM 睡眠和 REM 睡眠大致以 90 分钟的节律交替出现。如将整夜睡眠时间分成 3 个阶段,则最初的 1/3 时间段内以 NREM III

期及Ⅳ期为主,而后 1/3 时间段内以 REM 睡眠为主。整夜睡眠
NREM 睡眠时间共占75% ~80%,REM 睡眠时间占20% ~25%。正
常成年人整夜有 4 ~6 个睡眠周期。精确的睡眠分期必须包括眼动
图、心电图、呼吸图、鼻通气量和血氧饱和度(表2-3)。

表2-3 睡眠周期及相关特征

睡眠阶段	主要特征	占总睡眠时间百分比
NREM 睡眠 1 期（思睡期）	从 α 波解体到出现顶尖波	2% ~5%
NREM 睡眠 2 期（浅睡期）	出现纺锤波、K 复合波,仍有顶尖波	45% ~55%
NREM 睡眠 3 期（中度睡眠期）	2 Hz 以下慢波占 20% ~50%,K 复合波,一些纺锤波	3% ~8%
NREM 睡眠 4 期（深睡期）	2 Hz 以下慢波占 50% 以上,一些 K 复合波	10% ~15%
REM 睡眠期	与 NREM 睡眠 1 期相似,锯齿波,去同步化相对快频率波;快速眼球运动	20% ~25%
觉醒反应	脑电波频率的突然变化,包括变化至 θ 波、δ 波、α 波或低波幅快波	<5%

(三)异常脑电图

异常脑电图包括正常脑波成分的异常改变和出现异常波两种。

1. 正常脑波成分的异常改变

是指清醒期及睡眠期各种生理性脑波出现病理性的改变,如大

脑半球有病理损害时在病侧出现生理脑波与健侧不对称的现象,如 α 节律变慢、减弱或消失,β 活动减弱或消失,睡眠波如顶尖波、睡眠纺锤及 K 综合波减弱或消失等。

2. 出现异常波

异常波包括频率的异常及波形的异常,按照出现方式则分为非阵发性异常和阵发性异常(表 2-4)。

(1)非阵发性异常:主要指脑电图基本节律的频率和波幅的异常,常见为慢波性异常,是指比预期正常波形慢的任何脑波,包括 δ 波和 θ 波。慢波是神经元生理功能障碍的一种非特异性表现,任何导致神经元兴奋性降低的状态都可能产生慢波,因此慢波异常不能表明特定的病因。

(2)阵发性异常:主要由棘波、尖波及其与慢波一起形成的复合波,即棘慢波、尖慢波及阵发性节律波组成,称为癫痫样放电。

表 2-4 常见异常波的分类

非阵发性异常(慢波性异常)	阵发性异常(癫痫样放电)
局灶性非节律性慢波活动	棘波
弥漫性和/或双侧非节律性慢波活动	尖波
间断节律性慢波活动	棘慢复合波
	尖慢复合波
	多棘慢复合波
	棘波节律

3.周期样图形

此种图形是由棘波、尖波和慢波组合在一起反复规律或接近规律的出现而组成,除见于一般的麻醉药或苯巴比妥昏迷外,一些周期样图形对临床有很强的诊断价值,常见于各种严重的脑病。不同病因的脑病在波形、分布、暴发间隔时间上具有一定的特征(表2-5)。

表2-5　周期样异常脑电图形的特征及与临床相关性

图形	波形	分布	暴发间期时间	与状态的关系	暴发间期	临床相关性
周期样广泛性尖波	双相或三相尖波或棘波	广泛性,早期可能为一侧性	<2.5秒,随着疾病进展缩短,通常<1秒	清醒期和(或)睡眠期	无特征性	克-雅病
周期样双侧同步性慢尖慢波放电	不规则高波幅慢波或尖慢波	弥漫性、双侧同步性	5~10秒,在单次记录中非常规律	过度换气或睡眠早期阶段可诱发	弥漫性、低波幅δ活动	亚急性硬化性全脑炎,除疾病早期或晚期阶段,几乎一直存在
周期样一侧性癫痫样放电	双相或三相的尖波、棘波或多棘波	一侧半球,侧别间可有转移	1~2秒	意识受损,特别是儿童,睡眠期持续存在	弥漫性异常慢波活动,可为一侧显著	早期急性严重性的一侧性脑病,与局灶性发作相关,在成人短暂存在,儿童可持续存在

续表2-5

图形	波形	分布	暴发间期时间	与状态的关系	暴发间期	临床相关性
周期样慢复合波,额、颞区显著	尖波或三相波并混合暴发性慢波活动,类似PLEDS	一侧颞区	1~4秒	意识损害	一侧或弥漫性慢波活动	单纯疱疹病毒性脑炎,可在CT扫描出现异常前发现
暴发抑制	棘波、慢波和尖波混合短暂暴发,与持续较长的相对扁平段间隔	双侧性,可同步和/或不对称	变化性	昏迷,图形对刺激无反应,无睡眠周期	弥漫性相对低平	严重弥漫性脑病、缺氧,与新生儿安静睡眠期不同
三相波	高波幅偏转,典型为负相-正相-负相	双侧同步、前头部显著,双极导联上前后头部延迟25~140毫秒	1.5~2.5 Hz簇发或游走性	意识损害	背景节律变慢	中毒或代谢性脑病,特别是肝性脑病

4. 伪差的识别

脑电图伪差的识别是脑电图判读的重要部分。伪差为非脑源性活动,有时与异常脑电活动非常相似,严重时干扰脑电图记录和分析,导致诊断错误。常见的伪差如表2-6所示。

表 2-6　脑电图常见的伪差

生理伪差	非生理伪差
眼球运动伪差	仪器伪差
心电伪差	电极伪差
肌电伪差	环境伪差
生理运动	数字技术伪差
皮肤电反应伪差:出汗和盐桥	多重伪差

5. 脑电图报告的书写

(1)正式的脑电图报告应包括患者的基本信息:患者姓名、性别、年龄、记录日期及时间、记录号、技术员的名字。还应包括末次发作的时间、记录时患者的精神状态、正在服用的药物,尤其包括诱发睡眠的药物,剥夺睡眠、禁食或其他特殊情况亦应记录。

(2)脑电图报告:主要由三部分组成。

第一部分:临床基本情况介绍(如前述)。

第二部分:脑电图特征的描述应尽量采用客观的方式,对脑电图的特征(包括正常或异常现象)进行描述,避免主观判断。

第一步对背景活动进行描述:首先描述优势活动,其频率、数量、部位、波幅、对称性、是否有节律性或不规则性。其次对非优势活动也要做相应描述。

第二步对异常活动进行描述:包括其波形(棘波、尖波和慢波)、波幅、分布(弥漫性或局灶性)、分布范围和部位、对称性、同步性(半球内和半球间)、波幅、时间(持续性、间歇性、片段性、阵发性)、数量(主观描述)。

第三步对诱发活动进行描述:要说明诱发活动的质量(如过度换气好、一般或很差,睡眠的时间和睡眠达到的阶段)。闪光刺激的类型(阶梯式或滑梯式)和给予的频率范围。诱发的效果,包括是否有反应,以及反应的波形、波幅、出现范围及持续时间。

第三部分:脑电图结果的解释,包括对正常或异常程度的印象、脑电图与临床的相关性。

脑电图诊断:①脑电图医生对脑电图记录做出正常或异常的判断;②如果是异常脑电图,应说明异常的形式和部位;③如果有既往的脑电图,应进行比较。

三、癫痫发作和癫痫综合征的脑电图特征

(一)癫痫发作的脑电图特征

1. 癫痫发作时发作起始的脑电图特点

(1)频率突然变化:出现新的节律性波形,可为 α 频段或较之更快或更慢的波形,节律性波可具有或不具有棘波的特征,波幅逐渐增高,频率逐渐减慢,随后可出现棘波成分。

(2)波幅突然降低:发作开始为突然局灶或广泛性去同步化电活动即电压衰减,在电压衰减前发作间期放电可突然停止或明显增多数秒,随着发作图形的演变,波幅逐渐增高,频率逐渐减慢,随后可出

现显著的节律性活动。一些强直发作、痉挛发作及局灶性发作均可出现电压衰减图形。

(3)波幅突然增高:发作初期波幅突然增高,如失神发作的双侧对称同步3 Hz 棘慢波节律性暴发。

2. 常见癫痫发作类型的发作期脑电图特征

多数癫痫发作常有较为特征的发作期图形(表2-7),同时还应注意以下几点。

(1)一种发作类型可有多种发作期图形,如癫痫性痉挛。

(2)不同发作类型可有相似的发作期图形,如肌阵挛发作和肌阵挛失张力发作。

(3)不是所有的发作类型都有特异性的发作期图形,如失张力发作。

(4)有些发作类型需要发作期脑电图及同步表面肌电图来辅助诊断,如肌阵挛失张力发作。

(5)不是所有的癫痫发作头皮脑电图都有明确的发作期图形,如下丘脑错构瘤所致的局灶性发作(发笑发作)。

表2-7　常见癫痫发作类型的发作期脑电图特征

发作类型	发作期脑电图(表面肌电图特点)
强直阵挛发作	强直相开始为波幅突然降低(去同步化电压衰减)→10~20 Hz节律性活动(癫痫性募集节律),伴波幅渐高、频率渐慢→θ和δ频段的慢波逐渐插入产生类似多棘慢波图形,临床对应阵挛期
阵挛发作	10 Hz以上快节律和慢波混合形成规则或不规则的(多)棘慢波
典型失神发作	双侧对称同步3 Hz棘慢波节律性暴发
不典型失神发作	广泛性1.5~2.5 Hz慢棘慢波发放,亦可为不规则棘慢波、多棘慢波或弥漫性慢波
肌阵挛失神发作	同典型失神发作脑电图,为双侧对称同步3 Hz棘慢波节律性暴发。两者主要的鉴别依据是,临床上肌阵挛失神发作时伴有肩部、上肢为著,有时累及下肢的节律性肌阵挛抽动,在EMG上呈现受累肌群的节律性肌电暴发,与棘慢波呈一一对应关系
强直发作	广泛性10~25 Hz棘波节律,呈波幅渐高、频率渐慢趋势
癫痫性痉挛	最常见为高波幅广泛性一过性慢波、伴随低波幅快活动及弥漫性电压衰减,其他图形按出现率由高到低依次有广泛性尖慢波、广泛性尖慢波伴随电压衰减、仅为电压衰减、广泛一过性慢波、电压衰减复合快波活动、广泛性慢波伴随电压衰减和复合快波活动、电压衰减伴节律性慢波、仅为快波活动、棘慢波伴随电压衰减和复合快波活动、电压衰减和复合快波活动伴随节律性慢波
肌阵挛发作	取决于肌阵挛的类型和癫痫综合征类型,特发性全面性癫痫:广泛性(多)棘慢波暴发,频率常在2.5 Hz以上。伦诺克斯-加斯托综合征:1.5~2.5 Hz广泛性(多)棘慢波暴发。婴儿早期肌阵挛性脑病:对应暴发抑制图形的暴发段,或与放电无对应关系。神经系统变性病:与广泛性放电对应或不对应
眼睑肌阵挛	广泛性高波幅3~6 Hz(多)棘慢波暴发,持续时间长时临床伴失神表现
肌阵挛失张力发作	广泛性(多)棘慢波暴发,肌阵挛对应棘波成分,失张力对应慢波成分[同步EMG为肌电暴发(肌阵挛)紧随肌电静息(失张力)]
失张力发作	广泛性(多)棘慢波暴发;亦可为低或高波幅快波活动、平坦电活动

续表2-7

发作类型	发作期脑电图（表面肌电图特点）
局灶性发作	为局灶性放电起始,大多数发作期图形起始为节律性波形,频率快、波幅低的部位为发作起始的可能性大;少数起始为反复棘波或尖波发放,发作过程呈波幅渐高、频率渐慢的演变趋势;一些发作头皮脑电图无明确的发作期图形

（二）常见癫痫综合征的脑电图特征

癫痫综合征又称电临床综合征。每一种癫痫综合征均有较独特的临床及脑电图特征,脑电图的背景活动、发作间期放电、特征性发作类型及相应的发作期图形对癫痫综合征的诊断至关重要。

表2-8　根据起病年龄排列的常见电临床综合征的脑电图特征

时期	癫痫综合征	背景活动	发作间期	发作类型	发作期
新生儿期	良性家族性新生儿癫痫（BFNE）	正常	正常,或局灶,或多灶性异常,或为尖样 θ 活动	发作形式为阵挛,少数为强直发作	双侧同步低电压活动演变为棘波和尖波节律
	早期肌阵挛脑病（EME）	暴发抑制图形,睡眠期著	暴发抑制图形,睡眠期著	肌阵挛发作（游走性、片段性/全面性）,局灶性发作	临床发作与放电无对应关系（游走性肌阵挛）,广泛性暴发（全面性肌阵挛）,局灶起始放电（局灶性发作）
	大田原综合征（Ohtahara综合征）	醒睡均为暴发抑制图形	醒睡均为暴发抑制图形	强直痉挛	广泛性暴发

续表2-8

时期	癫痫综合征	背景活动	发作间期	发作类型	发作期
婴儿期	伴游走性局灶性发作的婴儿癫痫	背景变慢	多灶性放电,主要在颞区和Rolandic区	局灶运动性发作	非连续脑区起始节律性单一形态 α 或 θ 节律
	West综合征	无规则、高波幅(500~1000 μV)广泛性慢波	高度失律	癫痫性痉挛	常见为高波幅广泛性一过性慢波伴低波幅快活动及弥漫性电压衰减
	婴儿肌阵挛癫痫(MEI)	正常	正常或少量广泛性(多)棘慢波暴发	肌阵挛发作	广泛性(多)棘慢波暴发
	良性(家族性)婴儿癫痫	正常	放电少见	局灶性发作	限局性低电压、重复性 θ 节律或棘波、棘慢波节律,发作可起源于颞区或中央、顶、枕区
	Dravet综合征	正常、广泛性或局灶性变慢	广泛性、多灶性或局灶性放电,部分有光阵发反应	发热相关的全面性或局灶性(阵挛)发作,常出现癫痫持续状态,不典型失神和肌阵挛(并非必备)	广泛性或局灶性放电

续表2-8

时期	癫痫综合征	背景活动	发作间期	发作类型	发作期
婴儿期	非进行性疾病中肌阵挛脑病	弥漫或不弥漫、节律或无节律慢波活动	背景慢波活动中混合棘慢波	肌阵挛发作(全面性/游走性、片段性)	与放电对应或无对应关系
儿童期	Panayiotopoulos综合征	正常	棘波可出现在任何脑区,以后头部多见	局灶性发作(自主神经症状为主)	节律性θ和δ波组成,常见后头部起始,也可前头部起始
	癫痫伴肌阵挛失张力(Doose综合征)	正常或轻度弥漫性/局灶性变慢	广泛性(多)棘慢波	多种类型:肌阵挛失张力(必备)、失张力、肌阵挛、不典型失神、罕见强直	广泛性(多)棘慢波暴发
	良性癫痫伴中央颞区棘波(BECT)	正常	Rolandic区放电,睡眠期增多	局灶性发作(局部感觉运动性发作)	Rolandic区起始节律性放电
	常染色体显性遗传的夜间额叶癫痫(ADNFLE)	正常	正常或额区放电	局灶性发作(不对称姿势性强直、过度运动自动症)	额区起始节律性放电,有时被伪差掩盖
	晚发性儿童枕叶癫痫(Gastaut型)	正常	枕区放电,闭眼及睡眠增多	局灶性发作	枕区起始快节律性放电

续表2-8

时期	癫痫综合征	背景活动	发作间期	发作类型	发作期
儿童期	肌阵挛失神癫痫	正常	广泛性棘慢波发放，睡眠期可见片段性、限局性发放	肌阵挛失神发作	广泛性3 Hz棘慢波节律性暴发
	伦诺克斯-加斯托综合征	正常或广泛性变慢	频繁1.5～2.5 Hz慢棘慢波、多灶性放电	常见类型:强直、失张力、不典型失神。其他类型:肌阵挛、局灶性发作（非诊断必备）	广泛性电压衰减伴募集性节律（强直），广泛性棘慢波暴发（不典型失神），广泛性（多）棘慢波或电压衰减（失张力），广泛性（多）棘慢波（肌阵挛）
	癫痫性脑病伴慢波睡眠期持续棘慢波（CSWS）	正常或局灶/弥漫性变慢	局灶/多灶/广泛性放电,睡眠增多或双侧同步化;睡眠棘慢波指数85%,额区显著	局灶性发作为主	局灶性起始放电
	Landau-Kleffner综合征(LKS)	正常或局灶/弥漫性变慢	同CSWS,但颞区放电显著	局灶性发作	局灶性起始放电

续表2-8

时期	癫痫综合征	背景活动	发作间期	发作类型	发作期
儿童期	儿童失神癫痫(CAE)	正常	广泛性棘慢波发放,前头部著,睡眠期可见片段性、限局性发放	典型失神发作	双侧对称同步3 Hz棘慢波暴发
青少年至成年期	青少年失神癫痫(JAE)	正常	广泛性棘慢波发放,前头部著,睡眠期可见片段性、限局性发放	典型失神发作、少见肌阵挛发作及全面强直阵挛发作	3~5 Hz棘慢波暴发
	青少年肌阵挛癫痫(JME)	正常	同JAE	肌阵挛发作,少见全面强直-阵挛发作及失神发作	肌阵挛发作为广泛性4~6 Hz(多)棘慢波暴发
	仅有全面强直阵挛发作的癫痫	正常	少量广泛性3~5 Hz(多)棘慢波发放	全面强直阵挛发作	广泛性快波节律及慢波逐渐插入类似棘慢波发放
	进行性肌阵挛癫痫(PME)	广泛性变慢	广泛性/多灶性放电,可见光阵发反应	肌阵挛发作	广泛性放电

续表2-8

时期	癫痫综合征	背景活动	发作间期	发作类型	发作期
其他一组癫痫	颞叶内侧癫痫伴海马硬化	正常	一侧或双侧前颞、蝶骨电极放电、慢波	局灶性发作	颞区起始节律性放电
	Rasmussen综合征	病初正常，逐渐出现一侧半球为著变慢	一侧半球为著单侧或双侧多灶性放电	局灶性发作,持续性局灶性发作(EPC)	一侧半球多灶起始局灶性发作,EPC时局部抽搐和EEG放电无固定对应关系
	发笑发作伴下丘脑错构瘤	正常	正常或非特异性、非定侧性的异常电活动	发笑发作	头皮EEG多数正常,部分记录到发作性低电压快节律
	半侧抽搐-半侧瘫-癫痫	不对称,受累侧变慢	慢波混合棘波、尖波、棘慢波及快活动,受累侧显著	半侧阵挛发作	阵挛性抽搐与EEG放电无固定对应关系

第三节　癫痫的影像学技术

神经影像技术是癫痫病因诊断、外科治疗的重要工具,在癫痫领域主要用于确定病因、评估病变性质、评估致痫灶(或致痫区)、评估脑功能区。根据其成像原理及使用目的,大致分为结构影像学和功能影像学两大类,其中计算机断层扫描(computed tomography,CT)、磁共振成像(magnetic resonance imaging,MRI)可以提供脑结构信息,称之为结构性神经影像学,而血氧水平依赖的磁共振成像(blood oxygenation level dependent-fMRI,BOLD-fMRI)、正电子发射断层成像(positron emission tomography,PET)、单光子发射断层成像(single-photon emission computed tomography,SPECT)、脑磁图(magnetoen-cephalography,MEG)等对脑的功能情况进行描绘,则称为功能性神经影像学。不同的影像学技术可满足不同的临床需求,临床工作中需要根据患者的个体情况,选择适当的检查技术,既满足临床工作的需要,又避免过多的检查,加重患者经济负担。

一、结构性神经影像学

1. 头颅 MRI

MRI 可多方位、多序列成像,提供远优于 CT 的软组织成像分辨率及更丰富的诊断信息,能够发现很多头颅 CT 不能发现的细微结构异常,如海马硬化、局灶性皮质发育不良等,对于癫痫病因诊断、手术评估、预后判断具有重要作用,是癫痫患者影像学检查的首选项目。

癫痫患者进行 MRI 检查时,至少含 T1WI、T2WI 及 T2-FLAIR 等序列,作覆盖整个大脑、最少两个相互垂直的平面扫描,并且扫描层面尽可能薄,不提倡常规使用钆进行对比增强。海马硬化是药物难治性癫痫最常见的病因,海马硬化在 MRI 上的表现是 T2WI 或 T2-FLAIR上信号增强,T1WI 上见海马萎缩、体积缩小。皮质发育畸形是一组局灶性或者弥漫性皮质结构异常病变的总称,过去认为是隐源性癫痫的患者,由于高场强 MRI 的应用,越来越多地发现其病因就是皮质发育畸形。对怀疑皮质发育畸形的患者,应观察脑沟的形态、灰质、灰白质交界、白质及脑室是否异常。对于年龄小于 2 岁的婴儿,因髓鞘形成不完全,白质与灰质对比度差,确定皮质异常十分困难,这些病例应在 1～2 年后行 MRI 复查。

2. 头颅 CT

CT 作为传统的结构影像学检测手段,其整体敏感性及特异性均不如 MRI,且孕产期妇女禁用,因此,CT 不作为癫痫患者影像学检查的首选,但在以下几种情况下,CT 检查具有独特的应用价值,是对 MRI 的补充:①对于有钙化的病变,如 Sturge-Weber 综合征、结节性硬化、囊虫结节等。②对于 MRI 禁忌证的患者,如体内有心脏起搏器、金属植入物的患者,只能进行 CT 检查。③MRI 幽闭综合征患者。

二、功能性神经影像学

1. 单光子发射计算机断层成像(SPECT)

SPECT 的原理是静脉注入含放射性核素的示踪剂后,通过血脑屏障进入脑组织,由于脑代谢改变和血流灌注改变往往是同时发生的,可以比较敏感地反映局部脑组织的血流灌注情况。SPECT 显像的优势在于可以观察发作期及发作间期的血流灌注变化,发作期致痫区的脑血流量增加呈现放射性浓聚区域,表现为高灌注,发作间期呈现放射性减低区域,表现为低灌注。

由于 SPECT 显像的空间分辨率较低,目前提倡发作期 SPECT 减影 MRI 融合技术,该技术是将发作期与发作间期 SPECT 图像相减后得到的图像,与 MRI 图像进行融合,弥补了 SPECT 空间分辨率较低的不足,同时还增加了致痫区定位的敏感性。

2. 正电子发射断层成像(PET)

PET 是一种探测放射性示踪剂在体内分布及动态变化情况的显像技术,在功能神经影像学检查方法中,PET 被认为是癫痫外科术前评估的最佳无创性功能性影像检查方法,它能够利用不同的示踪剂从脑组织葡萄糖代谢、氧代谢、脑血流灌注、神经受体分布、生化和蛋白质合成等方面的改变对致痫区进行定位及定量分析,还能对癫痫的发生机制进行深入研究。

目前,最常用于癫痫代谢显像的示踪剂为 18 氟标记脱氧葡萄糖(^{18}F-FDG),其含量反映了局部脑组织的糖代谢情况。致痫区在癫痫发作期,神经元兴奋性异常增高,致痫灶局部能量的消耗明显增加,局部血流和糖代谢明显增加,^{18}F-FDG 摄取增高,PET 表现为局部高代谢;发作间期,致痫区可能存在大脑皮质萎缩、神经元数量减少及神经元的活性下降等,导致葡萄糖代谢减低、血流灌注减少。^{18}F-FDG 摄取减低,PET 表现为低代谢,且病程越长,发作越频繁者,代谢减低越严重,提示代谢减低的程度与发作次数具有一定的相关性。与发作期 SPECT 显像相比,由于示踪剂合成复杂、耗时且药物半衰期较短,发作期的 PET 显像较难捕捉。

3.脑磁图(MEG)

MEG 是通过一种敏感性极高的检测仪器——超导量子统计推断仪(SQUIDs)检测脑部微弱磁场的技术。尽管 EEG 和 MEG 都是基于神经电生理的检查技术,即记录大脑皮质锥体细胞的同步突触电位,MEG 相对于头皮 EEG,有如下特点:①磁场受到头皮和颅骨的阻挡后较少发生扭曲,这样 MEG 就能获得较好的空间分辨能力;②由于脑电图对电流的切线成分和辐射状成分都很敏感,脑沟的活动及脑回顶部和底部的电活动 MEG 仅检测切线成分,也就是选择性地检测脑沟的电活动;③头皮 EEG 对细胞外的电流亦敏感,MEG 仅能检测由细胞内电流诱导产生的磁场。④MEG 的原始数据是由迹线组成,它们代表在不同位点记录测量到的磁场强度。将这些数据还原成三维图像,并将这些数据与磁共振影像融合处理,形成磁源性影像,定位致痫区。但是,目前 MEG 只能获得癫痫发作间期的检测结果,不能检测癫痫发作期,这使得其在致痫区评估上的价值降低。

MEG 还可用于定位皮质功能区,通过体感诱发磁场标记感觉区空间分布图,确定中央沟位置并确定中央前回运动区;通过视觉诱发磁场及听觉诱发电位确定枕叶视中枢及颞叶听中枢。MEG 的语言中枢定位明显优于 Wada 试验,它可以无创地完成语言中枢的定位和定侧,标记出语言中枢的皮质区域。

4.磁共振波谱成像(MRS)

MRS 是一种可以反映活体脑组织生化代谢的无创性检查方法,

通过外加磁场激发活体组织内部的原子核,产生磁共振信号,再转换成波谱。有多种原子核可以用于 MRS 检查,但是以质子 MRS(1H-MRS)最为常用。癫痫患者的主要病理学改变为神经元数减少伴功能紊乱和神经胶质细胞的增生,1H-MRS 表现与病理学改变相关,典型病例的 MRS 表现为 N-乙酰天门冬氨酸(NAA)减少,胆碱(Cho)、肌酸(Cr)和肌醇(myo-inositol,mI)增加,NAA/(Cr+Cho)值降低,后者被认为是定量诊断癫痫的最敏感指标之一。

5. 血氧水平依赖的磁共振成像(BOLD-fMRI)

BOLD-fMRI 是基于大脑神经元活动对局部的耗氧量和 CBF 影响程度不匹配,从而引起局部血液中氧合血红蛋白与脱氧血红蛋白比例的变化,导致局部磁场性质变化来反映神经元活动。该技术利用局部脑组织的血流动力学变化可以间接反映脑组织局部的灌注改变情况。BOLD-fMRI 的研究设计根据扫描时所处的状态分为刺激或任务相关(task-related)和静息状态(resting-state)的 fMRI。任务相关的 fMRI 是在特定的任务下进行脑功能成像分析的,可以用来检测与任务相关的局部脑区活动;静息状态下的 fMRI 是指受试者在扫描时不需要施予任务或者接受外来的刺激,可反映基础状态大脑功能的病理生理改变,具有良好的稳定性、准确性和患者依从性。目前在癫痫领域,fMRI 主要用于运动、语言皮质功能区的识别定位,其次是致痫区的定位。

6. 弥散张量成像(DTI)

弥散张量成像(diffusion tensor imaging,DTI)是一种近年来在弥

散加权成像基础上在 6~55 个线性方向上施加弥散敏感梯度而获取的图像,它反映水分子的弥散运动,在活体内可以反映水分子在组织内的弥散特征。因此,一方面,可以通过平均弥散系数(average diffusion coefficient,ADC)及各向异性分数(fraction anisotropy,FA)的改变,定位致痫区;另一方面,通过纤维束示踪技术能够清楚显示语言传导束、锥体束、视辐射等功能性传导束的形态、走行、移位及与邻近病灶的空间毗邻。

总之,近十年来,由于计算机技术的飞速发展,加之任何一种单一的影像学检查均存在优势和不足,故常常需要把多种影像学数据,甚至电生理数据通过计算机软件实施融合、重建,即多模态神经影像技术,不仅可提高诊断的准确性,而且还可指导制订手术计划、评估手术风险与预后、指导手术等,因此,随着影像技术的不断发展,癫痫的诊疗、研究等也将获得长足的进步。

第四节　癫痫的鉴别诊断

临床上存在多种多样的发作性事件,既包括癫痫发作,也包括非癫痫发作。癫痫发作的本质是脑神经元突然异常放电导致的临床表现,有一过性、反复性及刻板性的特点,伴有脑电图的痫性放电。癫痫发作需要与各种各样的非癫痫发作相鉴别。非癫痫发作比癫痫发作更为常见,在各年龄段都可以出现。鉴别癫痫发作和非癫痫发作是癫痫诊断的首要也是最重要的部分。

非癫痫性的发作性症状或疾病与癫痫的鉴别,最重要的是详细询问病史,获得可靠的发作期症状,并辅以必要的实验室检查,其中EEG检查,特别是发作期的 EEG 改变对鉴别诊断有非常重要的意义。非癫痫发作包括心因性发作、晕厥、各种发作性感觉/运动/自主神经症状、睡眠障碍和感染、代谢中毒等引起的发作性症状。非癫痫发作的原因很多,既包括病理性原因,也包括生理性的原因。

常见非癫痫性发作与癫痫发作的鉴别如下。

一、晕厥

指任何原因引起的一过性脑血流灌注减低或能力供应不足,导致脑缺氧或神经元能量代谢障碍所引起的临床症状。临床主要表现为意识障碍及全身肌张力丧失,严重时可有惊厥发作。

二、代谢性疾病

1. 低血糖

低血糖发作时可引起一过性的神经功能障碍,临床有出汗、视物不清、疲劳、无力、嗜睡、行为改变等症状。严重时可有意识丧失及惊厥发作,多为强直-阵挛发作,伴相应的 EEG 的改变。可疑病例应测定空腹血糖、发作期血糖及糖耐量试验。空腹或发作期血糖降低,进食或补充葡萄糖后症状很快消失可帮助诊断。

2. 低血钙

血清钙降低可由维生素 D 缺乏、甲状腺旁腺功能不全、假性甲状旁腺功能不全、慢性肾功能不全或其他代谢异常引起。血浆游离钙降低导致神经肌肉兴奋性增高。低血钙时可出现阵发性手指或口周麻木、感觉异常、肌肉僵硬或痉挛及手足搐搦症。发作时意识多无障碍，严重可有喉痉挛及惊厥发作。实验室检查有血钙降低、血磷升高、碱性磷酸酶降低、尿钙减少等。

周期性瘫痪表现为周期性发作的迟缓性肌肉无力或瘫痪，持续数小时或数日恢复正常，主要由钾代谢异常引起，发作持续时间长，双侧下肢为主，发作时 EEG 正常，部分心电图或血清钾异常，可资与癫痫发作鉴别。

三、呼吸障碍

1. 呼吸暂停

新生儿及小婴儿的呼吸暂停分为两种：惊厥性呼吸暂停和非惊厥性呼吸暂停。惊厥性呼吸暂停在出生后数小时内即可发生，常伴有其他形式的轻微惊厥症状。发作期 EEG 常可记录到新生儿型的惊厥性放电。发作期心电图常有心率加快，少有心搏徐缓。非惊厥性呼吸暂停常见于未成熟儿，也可见于足月儿，主要病因为脑干呼吸中枢功能不成熟。呼吸暂停常发生在睡眠中，伴有心搏缓慢，长时间的呼吸暂停可伴有青紫，肌张力减低，反应消失及阵挛或肌阵挛样运动，但不是真正的癫痫发作。如呼吸暂停出现在完全清醒期，可能伴有胃-食管反流。多在婴儿平卧位喂食时发生。

2. 屏气发作

屏气发作见于 6 个月至 6 岁的儿童,高峰年龄在 6 ~ 18 个月。发作常有诱因,如生气、恐惧、兴奋或轻微损伤。发作时首先大哭,然后呼吸突然停止,持续数秒至数十秒,伴有意识丧失,头后仰,躯干及肢体强直,姿势不能维持,常有震颤或阵挛样抽动,1 ~ 2 分钟后意识迅速恢复,活动正常,无发作后状态。发作时 EEG 背景可有阵发性慢波,但无痫样放电。屏气发作时的症状主要由脑一过性缺氧引起。缺氧的机制包括大哭时过度通气造成低碳酸血症,呼吸暂停引起低氧血症,持续屏气发作时胸腔内压力增高,心输出量减少等因素造成脑循环障碍。屏气发作应与癫痫的强直性发作或强直-阵挛性发作鉴别。主要鉴别点为屏气发作有明显诱因,发作间期及发作期 EEG 无痫样放电。屏气发作不需要药物治疗,严重时可进行适当的行为治疗。

3. 过度通气综合征

常见于年长儿,特别是青春期前后。患者常诉阵发性呼吸困难、胸闷或胸痛,有时伴轻微头痛。偶有晕厥或假性失神发作,可能被误认为癫痫发作。观察患者发作时呼吸浅快而不规律。常有叹息样深呼吸。患者常有焦虑或精神障碍。精神治疗或抗焦虑治疗有效。代谢性酸中毒的患者也常出现阵发性过度通气,如有机酸血症、雷特综合征等。血 pH 值和血气测定及血乳酸、丙酮酸测定有助于鉴别由酸中毒引起的过度通气。

四、偏头痛

偏头痛是临床最常见的原发性头痛类型,临床以发作性中重度、搏动样头痛为主要表现,头痛多为偏侧,一般持续 4 ~ 72 小时,可伴有恶心、呕吐,光、声刺激或日常活动均可加重头痛,安静环境、休息可缓解头痛。偏头痛是一种常见的慢性神经血管性疾病,多起病于儿童和青春期,中青年期达发病高峰,女性多见,男女患者比例为1∶(2 ~ 3),人群中患病率为 5% ~ 10% ,常有遗传背景。儿童期发病率在 2% ~ 5% ,10 岁前男女发病率大致相同,青春期女孩发病明显多于男孩。偏头痛与癫痫鉴别的重点在以下几点:①癫痫患儿的头痛程度较轻且多在发作前后出现,常伴有其他癫痫发作的明显症状;偏头痛则以偏侧剧烈头痛为主要症状。②癫痫脑电图异常多为阵发性,常有棘波或棘慢波。偏头痛仅少数患者可出现局灶性慢波,即使伴有尖波也常局限于头痛同侧的颞区。③枕叶癫痫者可有视幻觉,偏头痛也常有此症状,但二者视幻觉得性质有区别,癫痫的视幻觉复杂、形象模糊无一定的轮廓和图形;偏头痛者则以闪光、暗点、视物模糊为主要特征。④癫痫发作多有意识障碍,且以突然、短时为特点,偏头痛者多无意识障碍。

五、运动障碍

发作性运动障碍包括以下 4 种类型,均需要注意与癫痫发作鉴别。

1. 发作性运动诱发的运动障碍(PKD)

是发作性运动障碍中最常见的类型,在儿童期或青少年期发病,由突然的运动诱发,常常出现在突然从座位站起时,突然的惊吓、过度换气也可诱发。表现为姿势性肌张力不全或舞蹈手足徐动症,持续数秒至1 min,一般不超过5 min,每天可有多次发作,发作时意识清楚,一次发作后有短暂的恢复期,不能诱发第二次发作。发作间期神经系统检查无异常,发作间期及发作期脑电图正常,头颅MRI无异常。PKD可为散发病例,但65% ~ 72%的患者有家族史,部分患者本人或家系成员可有婴儿良性癫痫病史。已报道PKD的主要致病基因是*PRRT2*。

2. 发作性非运动诱发的运动障碍(PNKD)

PNKD并不被突然的运动引起,可自发也可由饮酒、咖啡、茶、疲劳、饥饿、精神刺激等诱发,发作时的症状与PKD相似,发作持续时间较PKD长,常常持续5分钟以上,甚至数小时,发作频率较低,每天仅有1 ~ 3次,并且可有数月的间隔期,可有感觉异常"先兆",发作时语言功能也可受累,但意识不受损害。随年龄增长发作减少的时间规律和PKD相似,但发病的年龄要早于PKD。PNKD可有家族史,但也可为散发病例,已发现PNKD的致病基因包括*PRRT*2、*MR-*1和*KCNMA*1。

3. 发作性持续运动诱发的运动障碍(PED)

通常在持续运动后特别是行走和跑步后出现发作性的肌张力不全,多持续5 ~ 30 min,停止诱发活动后数分钟可缓解。PED可有家族史,但也可为散发病例,已发现 PED 的病因为葡萄糖转运子 1 缺陷,致病基因为 *SLC2A1*。

4. 发作性夜发性运动障碍(PHD)

表现为睡眠期反复出现肌张力不全、舞蹈手足徐动样动作,发作不超过 1 min,一夜可发作多次。PHD 的病因至今不明。有学者认为 PHD 是一种起源于额叶的癫痫,但因发作时和发作间期脑电图没有癫痫活动证据,没有得到认可。因 PHD 表现与 PKD 和 PNKD 相似,而将其作为阵发性运动障碍的一种。抗癫痫药卡马西平对多数 PHD 病例有很好的疗效。

六、睡眠障碍

包括发作性睡病、睡眠呼吸暂停症、夜惊症、睡行症、梦魇、快速眼动期行为障碍等。多发生在睡眠期间或者睡眠—清醒转换期间。发作时意识多不清楚,发作内容包含运动、行为等内容。由于很多的癫痫发作类型也容易在睡眠中发病,也表现为一定的运动、意识障碍等,如睡眠中发生的强直-阵挛发作、某些额叶起源的发作,因此,睡眠障碍易被误诊为癫痫发作。睡眠障碍多出现于非快速眼动睡眠的Ⅲ、Ⅳ 期和快速眼动睡眠期,而癫痫发作多出现于非快速眼动睡眠Ⅰ、Ⅱ 期。录像-睡眠多导监测是鉴别睡眠障碍和癫痫发作最可靠的方法。

七、抽动障碍

抽动障碍起病于儿童或青少年时期,以不自主的、反复的、快速的一个或多个部位的运动抽动或发声抽动为主要特征的一组综合征。包括短暂性抽动障碍、慢性抽动或发声抽动和发声与多种运动联合抽动障碍。男孩多于女孩,抽动发生均在清醒时,不会出现意识丧失或持续状态。无癫痫发作后经常出现的发作后状态,脑电图检查正常。

八、非癫痫性强直样发作

本症在婴儿期,为正常小儿在发育过程中可以见到的一种特殊动作,在北方地区民间称"打嘿唆""打尿哄""发狠"等。发病年龄一般在 2 ~ 11 月龄,发作一般在清醒时发生,有时可以通过语言或动作诱发,改变其体位或转移注意力会终止发作。发作时表现为双目直视、头向后仰、左右摇头、咬牙、咧嘴、轻微抖动、双手握拳或躯干微微抖动,一般下肢无动作或极少,面色有些发红,但无青紫,不伴有二便失禁,持续数秒钟或更长。

发作的次数多少不等,少时几天出现 1 次,多时可以每天发作十余次,也有一天发作百余次。脑电图检查在发作期或发作间歇期均正常,血钙及血电解质均未见异常。发作的原因不太清楚,随着年龄增长,发作自动停止。

不需要治疗,也不会影响身体及智力发育,预后是比较好的。

九、热性惊厥

热性惊厥,以往称为高热惊厥,指的是各种热性病在体温突然升高时出现的惊厥,但不包括脑炎、脑膜炎或其他颅内感染。一般所指的热性惊厥,其第一次发生在生后 1 个月至 6 岁,2 ~ 3 岁的孩子发病最多,往往在感冒发热初起的时候,体温在 38 ℃以上出现抽搐,抽搐后一般情况良好。热性惊厥是小儿时期最常见的一种惊厥。在小儿各种惊厥中,热性惊厥占30%,有人曾统计过,在 5 岁以下小儿中,有 2% ~ 3% 的曾发生过热性惊厥;在全部人口中,有 5% ~ 6% 的曾发生过热性惊厥,男孩发病比女孩要多。

1. 热性惊厥原因分析

热性惊厥的发生和体温有密切关系。惊厥发生在热性病初期体温骤然升高时,以后再复发时,体温不到 39 ℃也可以发生。惊厥发作前除热性病的表现外一般情况良好,惊厥是突发发生的。惊厥时呼吸停止,有时表现为先叫一声,随后全身发硬、头后仰、脸色发青、双眼上翻,随后四肢一下接一下地抽搐;有时仅表现为全身强直发硬,四肢不抽搐;也有些患儿只表现为四肢抽搐。发作时意识丧失,呼之不应。少数患儿表现为半侧肢体或某个肢体抽搐。在一次热性病过程中,患儿一般只发作 1 次惊厥,少数患儿可发作 2 次或 2 次以上。惊厥持续时间不长,多数患儿发作仅数分钟。惊厥发作后,患儿有数分钟对周围环境不应答,随后才完全清醒。有些患儿发作后入睡,醒后除体温可能还不正常外,一般情况良好。

热性惊厥与癫痫有着密切的关系,在热性惊厥的家族中不仅热性惊厥的患病率高于正常人群,而且得癫痫的也多,癫痫患者的家族中也有同样的情况,患这两种病的概率也高于正常人群。热性惊厥的患者发展为癫痫的概率高达 2% ~ 7%,远远高于一般人群的发病率。

2. 热性惊厥分类

热性惊厥可分为单纯性和复杂性两种。

(1)单纯性热性惊厥:首次发病在 6 个月至 4 岁。惊厥发生在发热初期 24 小时内,体温在 38 ℃以上,惊厥持续时间在数分钟之内,惊厥形式为全面性发作,发作前后神经系统正常,一次热性病中只有一次惊厥发作。

(2)复杂性热性惊厥:首次惊厥可发生在任何年龄,低热时即可引起惊厥,惊厥持续时间长,往往超过 15 分钟以上;发作可以为局灶性发作或左右明显不对称抽搐。一次热性病中可发作多次惊厥,清醒后可能有神经系统异常体征,但并不是每个复杂性热性惊厥的患儿都具备以上全部特点,只要有以下三项之一者,则可考虑为复杂性热性惊厥:①惊厥发作持续时间 15 分钟以上。②惊厥形式为局灶性发作或惊厥后有明显局灶性特征。③一次热性病过程中惊厥 2 次以上。单纯性热性惊厥转变为癫痫的很少,而复杂性热性惊厥转为癫痫的明显增多;单纯性热性惊厥一般不需要长期服药预防,复杂性热性惊厥往往需要长期服药防止复发。

3. 预防热惊厥

如何预防热性惊厥是人们非常关心的问题,预防复发有两种方法:一种是短程间歇用药,另一种是长程连续用药。

(1)短程间歇用药:在初次热性惊厥以后,每有发热立即应用止惊药,一直用到热性疾病痊愈,也就是说只在发热期间用药。这种方法容易被患儿家长接受,患儿在发热时可口服地西泮(安定),每次按0.2毫克/千克体重剂量服用,发热不退时每8小时再用1次,连用1~2天。需要注意的是应用镇静类药物时嗜睡的不良反应明显,因此有可能掩盖病情的变化。

以往有人用苯巴比妥进行预防,其实这种做法达不到预防惊厥的目的。此药半衰期长。按常规剂量(每日3~6毫克/千克体重)服用需2~3周才能达稳态血浓度。

(2)长程连续用药:指的是长期服用抗惊厥药物(不发热时也用药),使血药浓度达到并经常维持稳态血药浓度,以预防惊厥的再次出现。但有2/3的热性惊厥患儿仅发作一次,普遍采用长期服药预防复发是不恰当的。只有在存在下面提到的一种或多种危险因素时,才可考虑长程连续用药:①患儿为复杂性热性惊厥。②曾有惊厥持续状态。③在第一次发作前患儿已存在神经系统发育异常。④1岁以内发病。⑤热性惊厥反复发作,1年内已发作5次以上者。⑥以往发作中曾有无热性惊厥者。

若热性惊厥患儿热退1周后脑电图检查有痫样放电,则应诊断为癫痫,并按癫痫长期用药。

防止热性惊厥的长期用药可选用苯巴比妥,每日按3~5毫克/千克体重,分2次口服,热性惊厥被控制1~2年后不再发作者可逐渐减量停药,如服药后有行为障碍(兴奋、多动、睡眠障碍、攻击行为等)时,可换用丙戊酸钠。

第三章　癫痫的治疗

第一节　癫痫的处理原则

癫痫是一种多因素导致的、临床表现复杂的慢性脑功能障碍疾病,所以临床处理中既要强调遵循治疗原则,又要充分考虑个体性差异,即有原则的个体化的治疗。

1. 明确诊断

与其他任选一种疾病的治疗一样,诊断是前提,并且尽可能将诊断细化,比如:是否癫痫、癫痫发作的分类、癫痫综合征的分类、癫痫的病因、诱发因素等;而且在治疗过程中还应不断完善诊断,尤其是当治疗效果不佳时,应特别强调重新审视初始诊断是否正确,包括癫痫诊断是否成立,癫痫发作/癫痫综合征/病因学诊断分类是否正确,如果不能及时修正诊断,常导致长期的误诊误治。

2. 合理选择处理方案

由于癫痫病的病因学异质性很高,因此目前治疗方法多样,包括抗癫痫药物治疗、外科切除性治疗、外科姑息性治疗、生酮饮食治疗、免疫治疗等。因此,选择治疗方案时,应充分考虑癫痫(病因、发作/综合征分类等)的特点、共患病情况及患者的个人、社会因素,进行有原则的个体化综合治疗。需要强调的是,癫痫治疗并不一定都是顺利的,因此初始治疗方案常常需要随着治疗反应,在治疗过程中不断修正,或者进行多种治疗手段的联合治疗。

3.恰当的长期治疗

癫痫的治疗应当坚持长期足疗程的原则,根据不同的癫痫病因、综合征类型、发作类型及患者的实际情况选择合适的疗程。

4.保持规律健康的生活方式

与其他慢性病的治疗一样,癫痫患者应保持健康、规律性的生活,尤应注意避免睡眠不足、暴饮暴食及过度劳累,如有发作诱因,应尽量去除或者避免。

5.明确治疗的目标

目前癫痫治疗主要还是以控制癫痫发作为首要目标,但是应该明确的是,癫痫治疗的最终目标不仅仅是控制发作,更重要的是提高患者的生活质量。对于伴有精神运动障碍的患者,还应进行长期针对躯体、精神心理方面的康复治疗,降低致残程度,提高心理调节能力,掌握必要的工作、生活技能,尽可能促进其获得正常的社会及家庭生活。对于儿童期患者应强调通过全面的智力精神运动康复,在控制癫痫的同时促进其正常发育。

第二节 癫痫的药物治疗

一、抗癫痫药物的介绍

1.抗癫痫药物种类

20世纪80年代之前共有7种主要的抗癫痫药物应用于临床,习惯上称为传统AEDs。20世纪80年代以后国外开发并陆续上市了多种新型AEDs(表3-1)。

表3-1 目前临床使用的AEDs

传统 AEDs	新型 AEDs
卡马西平(CBZ)	氯巴占(CLB)
氯硝西泮(CZP)	非氨脂(FBM)
乙琥胺(ESM)	加巴喷丁(GBP)
苯巴比妥(PB)	拉莫三嗪(LTG)
苯妥英钠(PHT)	拉科酰胺(LCS)
氯巴占(CLB)	左乙拉西坦(LEV)
	奥卡西平(OXC)
	普瑞巴林(PGB)
	托吡酯(TPM)
	氨己烯酸(VGB)
	卢非酰胺(RUF)
	唑尼沙胺(ZNS)

2.抗癫痫药物的作用机制

目前对于 AEDs 的作用机制尚未完全了解,有些 AEDs 是单一作用机制,而有些 AEDs 可能是多重作用机制。了解 AEDs 的作用机制是恰当地选择药物、了解药物之间相互作用的基础。以下是已知的AEDs 的可能的作用机制(表3-2)。

表3-2　AEDs 的作用机制

药物	电压依赖性的钠通道阻滞剂	增加脑内或突触的GABA 水平	选择性增强GABAA 介导的作用	直接促进氯离子的内流	钙通道阻滞剂	其他
传统 AEDs						
卡马西平	++	?			+(L 型)	+
苯二氮䓬类			++			
苯巴比妥		+	+	++	?	
苯妥英钠	++				?	+
扑痫酮						
丙戊酸	?	+	?		+(T 型)	++
新型 AEDs						
非氨脂	++	+	+		+(L 型)	+
加巴喷丁	?	?			++(N 型,P/Q 型)	?
拉莫三嗪	++	+			++(N,P/Q,R,T 型)	+
左乙拉西坦		?	+		+(N 型)	++

续表3-2

药物	电压依赖性的钠通道阻滞剂	增加脑内或突触的GABA水平	选择性增强GABAA介导的作用	直接促进氯离子的内流	钙通道阻滞剂	其他
奥卡西平	++	?			+(N,P型)	+
托吡酯	++	+	+		+(L型)	+
氨己烯酸		++				
唑尼沙胺	++	?			++(N,P,T型)	

注:++主要作用机制;+次要作用机制;? 不肯定

3.用抗癫痫药物的用法、用量

AEDs 对中枢神经系统的不良影响在治疗开始的最初几周明显,以后逐渐消退。减少治疗初始阶段的不良反应可以提高患者的依从性,而使治疗能够继续。应该从较小的剂量开始,缓慢地增加剂量直至发作控制或最大可耐受剂量。儿童一律按体重计算药量,但最大剂量不应该超过成人剂量。治疗过程中患者如果出现剂量相关的不良反应(如头晕、嗜睡、疲劳、共济失调等),可暂时停止增加剂量或酌情减少当前用量,待不良反应消退后再继续增加量至目标剂量(表3-3)。

表3-3 常用AEDs使用方法及有效血药浓度

起始剂量	增加剂量	维持剂量	最大剂量	有效浓度	服药次数
卡马西平					
成人 100~200 mg/d 100~200 mg/d 100~200 mg/d	逐渐增加	400~1200 mg/d	1600 mg/d	4~12 mg/L	2~3 次/d
<6岁儿童	5~7天增加1次	10~20 mg/(kg·d)	400 mg		2 次/d
6~12岁儿童	每2周增加1次	400~800 mg	1000 mg		2~3 次/d
氯硝西泮					
成人 1.5 mg/d	0.5~1 mg/3 d	4~8 mg/d	20 mg/d		3 次/d
10岁以下儿童 或体重<30 kg, 0.01~0.03 mg/kg	0.3~0.05 mg/ (kg·3 d)	0.1~0.2 mg/(kg·d)		20~90 μg/L	2~3 次/d
苯巴比妥					
成人		90 mg/d	250 mg/次, 500 mg/d	15~40 mg/L	1~3 次/d
儿童		3~5 mg/(kg·d)			1~3 次/d
丙戊酸钠					
成人 5~10 mg/(kg·d)	逐渐增加	600~1200 mg/d	1800 mg/d	50~100 mg/L	2~3 次/d
儿童 15 mg/(kg·d)	逐渐增加	20~30 mg/(kg·d)			2~3 次/d
左乙拉西坦					
成人 1000 mg/d	500~1000 mg/2周	1000~4000 mg/d			2 次/d

续表3-3

起始剂量	增加剂量	维持剂量	最大剂量	有效浓度	服药次数
儿童 10~20 mg/(kg·d)	10~20 mg/(kg·d)/1周	20~60 mg/(kg·d)			2次/d
奥卡西平					
成人300 mg/d	300 mg/周	600~1200 mg/d	2400 mg/d		2次/d
儿童 8~10 mg/(kg·d)	10 mg/(kg·周)	20~30 mg/(kg·d)	45 mg/(kg·d)		2次/d
托吡酯					
成人25 mg/d	25 mg/周	100~200 mg/d			2次/d
儿童 0.5~1 mg/(kg·d)	0.5~1 mg/(kg·d)	3~6 mg/(kg·d)			
拉莫三嗪					
单药治疗					
成人50 mg/d	25 mg/周	100~200 mg/d	500 mg/d		2次/d
儿童 0.3 mg/(kg·d)	0.3 mg/(kg·d)	2~10 mg/(kg·d)			2次/d
与丙戊酸类合用					
成人12.5 mg/d	12.5 mg/2周	100~200 mg/d			2次/d
儿童 0.15 mg/(kg·d)	0.15 mg/(kg·d)	1~5 mg/(kg·d)			2次/d
与肝酶诱导剂类AEDS合用					
成人50 mg/d	50 mg/2周	100~200 mg/d			2次/d
儿童 0.6 mg/(kg·d)	0.6 mg/(kg·d)	5~15 mg/(kg·d)			2次/d

续表 3-3

起始剂量	增加剂量	维持剂量	最大剂量	有效浓度	服药次数
唑尼沙胺					
成人 100~200 mg/d	100 mg/1~2 周	200~400 mg/d			2次/d
儿童 2~4 mg/(kg·d)	2~4 mg/(kg·周)	4~8 mg/(kg·d)			2次/d

二、癫痫用药的一些原则

抗癫痫药物治疗是癫痫治疗最重要和最基本的治疗,也往往是癫痫的首选治疗,在应用药物治疗时,一般应遵循以下几个原则。

1. 尽量早期治疗

若诊断明确,而且已发作多次,应立即开始治疗,以避免发生惊厥性脑损伤。但对一些没有明显器质性脑疾病、找不到任何原因的癫痫患儿,若首次发作并不严重,也可暂时不服药,但须密切观察,若再有反复发作,则应开始服药。小儿良性癫痫第一次发作后可暂不用药,但须密切观察。

2. 根据发作类型选药

癫病发作类型较多,应根据不同的发作类型,选用不同的药物。

3. 治疗先由一种药物开始

顽固的、难控制的发作可用两种以上药物。

4.从小量开始,及时调整药量

注意个体差异及年龄特点,从小剂量开始,必要时逐渐加量.直到发作完全被控制。发作控制后也要根据儿童体重变化,参考药物血浓度及时调整药量。

5.服药要规律

为了保证药物在血中的浓度尽量稳定,服药要规律。要长期、不间断地服药。断断续续地服药,血中药物达不到有效的浓度,就起不到抗癫痫的作用。服药方法要尽量简单化,以保证正常生活。

6.疗程要长,停药过程要慢

癫痫是慢性病,须长期服药,一般主张在发作停止以后(而不是在用药开始以后)继续再服药 2~4 年,然后经过 6 个月至 1 年的减药过程,最后停药。

7.定期复查,注意药物毒性和不良反应

定期复诊,注意有无 AEDs 的毒性和不良反应,及时调整药量或更换药物。复诊时除一般体格检查外,还需要检查血常规、肝功能、肾功能,如有条件应定期监测血药浓度。脑电图也须定期复查。

三、挑选抗癫痫药物的原则

约70%新诊断的癫痫患者可以通过服用单一 AEDs 使发作得以控制,所以初始治疗的药物选择非常重要,选药正确可以增加治疗的成功率。根据发作类型和综合征分类选择药物是癫痫治疗的基本原则。同时还需要考虑以下因素:禁忌证、可能的不良反应、达到治疗剂量的时间、服药次数及恰当的剂型、特殊治疗人群（如儿童、育龄期女性等）的需要、药物之间的相互作用及药物的来源和费用等。

（一）根据发作类型的选药原则

癫痫的种类很多，治疗癫痫的药物也不下数十种，但并不是每种药对任何癫痫都有效。经过多年的实践，人们逐渐认识到，要想提高疗效，应根据不同的发作类型选用不同的药物。要想选药正确，首先要正确判断出患儿的发作类型。这需要家长提供正确的病史，特别是有关发作时的表现。如果是住院的患者，医师应用尽量多的时间和患者接触，争取观察到发作的情况。脑电图资料也非常重要，现在有些医院能进行录像脑电图检查，可以把患者发作的情况记录下来，同时有同步脑电图记录，可以将脑电图和录像对照起来判断发作的类型。当发作类型了解清楚后，就可以开始选择药物。

1. 全面强直阵挛发作

丙戊酸是新诊断的全面强直阵挛发作患者的一线用药。如果丙戊酸不适用则使用拉莫三嗪、左乙拉西坦或苯巴比妥。如果患者也有肌阵挛发作或疑诊青少年肌阵挛癫痫，拉莫三嗪可能会加重肌阵挛发作。卡马西平和奥卡西平可用于仅有全面强直阵挛发作的患者。当一线药物治疗无效或不能耐受时，拉莫三嗪、氯巴占、左乙拉西坦、丙戊酸、托吡酯或苯巴比妥可作为添加治疗。如果患者同时有失神或肌阵挛发作，或者怀疑是青少年肌阵挛癫痫，不能使用卡马西平、奥卡西平、加巴喷丁、苯妥英钠、普瑞巴林、替加宾或氨己烯酸。

2. 强直或失张力发作

丙戊酸是强直或失张力发作患者的一线药物治疗。如果丙戊酸无效或不能耐受,可选拉莫三嗪添加治疗。如果添加治疗仍然无效或者不能耐受,可考虑托吡酯。不建议应用卡马西平、奥卡西平、加巴喷丁、普瑞巴林、替加宾或氨己烯酸。

3. 失神发作

乙琥胺或丙戊酸是治疗失神发作的一线用药。如果出现全面强直阵挛发作的风险高,如无禁忌证,应优先考虑丙戊酸。当乙琥胺和丙戊酸不适用、无效或不能耐受时,可考虑拉莫三嗪。如果两个一线抗癫痫药无效,可考虑乙琥胺、丙戊酸和拉莫三嗪三种药中的两药联合使用。如果联合治疗无效或不能耐受,可考虑选用氯硝西泮、氯巴占、左乙拉西坦、托吡酯或唑尼沙胺。不能选用卡马西平、加巴喷丁、奥卡西平、苯妥英钠、普瑞巴林、替加宾或氨己烯酸。

4. 肌阵挛发作

丙戊酸是新诊断肌阵挛发作患者的一线用药。如果丙戊酸不适用或不耐受,可考虑使用左乙拉西坦或托吡酯。注意,与左乙拉西坦和丙戊酸比较,托吡酯的副作用相对大。当一线治疗无效或无法耐受,左乙拉西坦、丙戊酸或托吡酯可作为肌阵挛发作患者的添加用药。如果添加用药无效或无法耐受,可考虑选用氯巴占、氯硝西泮或唑尼沙胺。不能使用卡马西平、加巴喷丁、奥卡西平、苯妥英钠、普瑞巴林、替加宾或氨己烯酸。

5.局灶性发作

卡马西平、拉莫三嗪或左乙拉西坦作为一线用药用于新诊断局灶性发作的患者。奥卡西平也可作为一线用药用于儿童新诊断局灶性发作的治疗。如果卡马西平、奥卡西平、拉莫三嗪或左乙拉西坦不合适或不能耐受,可考虑丙戊酸。如果以上5个AEDs中的第一个药物无效,可从中选择另一种药物。如果第二个耐受性好的AEDs无效可考虑联合治疗。当一线治疗无效或不能耐受时,卡马西平、奥卡西平、拉莫三嗪、左乙拉西坦、丙戊酸、托吡酯、氯巴占、加巴喷丁、唑尼沙胺均可作为局灶性发作的添加用药。如果添加治疗无效或不能耐受,可考虑的其他AEDs有苯巴比妥、苯妥英钠。

(二)根据癫痫综合征的选药原则

1.儿童失神癫痫、青少年失神癫痫与其他失神癫痫综合征

对于失神综合征的患者,推荐使用乙琥胺或丙戊酸作为一线治疗药物。如果患者有发生全面强直阵挛发作的风险,应该首选丙戊酸,除非存在不适合的因素。如果乙琥胺和丙戊酸均不适合选用、无效或者不能耐受,可以考虑选用拉莫三嗪。如果两种一线药物治疗均无效,可以考虑选择乙琥胺、丙戊酸和拉莫三嗪中的2种药或3种药物联合治疗。在育龄期女性,上述选药过程中均应警惕丙戊酸对胎儿的致畸性风险。如果联合治疗仍无效或者不能耐受,可以考虑应用氯巴占、氯硝西泮、左乙拉西坦、托吡酯或者唑尼沙胺。不推荐使用卡马西平、加巴喷丁、奥卡西平、苯妥英钠、普瑞巴林、替加宾或氨己烯酸。

2.青少年肌阵挛癫痫(JME)

对于新诊断的 JME 患者,除部分不适合的患者外,均考虑给予丙戊酸作为首选治疗。要警惕丙戊酸的致畸性风险。如果丙戊酸不适合或不耐受,考虑拉莫三嗪、左乙拉西坦或者托吡酯进行治疗。需要注意托吡酯出现难以耐受性不良事件的发生率较拉莫三嗪、左乙拉西坦与丙戊酸高,而拉莫三嗪可能会加重肌阵挛性发作。在育龄期女性,上述选药过程中均应警惕丙戊酸对胎儿的致畸性风险。如果首选治疗无效或不能耐受,可以给予拉莫三嗪、左乙拉西坦,丙戊酸或者托吡酯作为添加治疗。如果添加治疗无效或者不能耐受,可以考虑应用氯硝西泮、唑尼沙胺、苯巴比妥治疗。不推荐应用卡马西平、加巴喷丁、奥卡西平、苯妥英钠、普瑞巴林、替加宾或氨己烯酸治疗。

3.仅有全面强直阵挛发作的癫痫

对于仅有全面性强直阵挛发作的癫痫患者,推荐应用丙戊酸或者拉莫三嗪作为一线治疗药物,也可以用苯巴比妥。如果患者存在可疑的肌阵挛发作,或者怀疑为 JME,则首先推荐丙戊酸,除非患者不适合应用丙戊酸。在育龄期女性,上述选药过程中均应警惕丙戊酸对胎儿的致畸性风险。可以考虑选用卡马西平与奥卡西平,但应当注意其加重与恶化肌阵挛或失神发作的风险。如果一线治疗无效或者不能耐受,建议使用氯巴占、拉莫三嗪、左乙拉西坦、丙戊酸、苯巴比妥或者托吡酯作为添加治疗。

4.特发性全面性癫痫(IGE)

对于新诊断的 IGE 患者,给予丙戊酸作为一线药物治疗,特别是当脑电图存在光敏性反应时。如果丙戊酸不合适或不耐受,可以考虑应用拉莫三嗪。应当注意拉莫三嗪可能会加重肌阵挛发作。也可以考虑应用托吡酯治疗,但应当注意其出现耐受不良的风险较丙戊酸与拉莫三嗪高。如果一线药物治疗无效或者不能耐受,可以给予拉莫三嗪、左乙拉西坦、丙戊酸或者托吡酯作为添加治疗。如果添加治疗无效或者不能耐受,可考虑应用氯硝西泮、氯巴占、苯巴比妥或者唑尼沙胺治疗。不推荐应用卡马西平、加巴喷丁、奥卡西平、苯妥英钠、普瑞巴林、替加宾或氨己烯酸治疗。

5. 儿童良性癫痫伴中央颞区棘波、Panayioltopoulos 综合征或晚发性枕叶癫痫(Gastaut 型)

对于儿童良性癫痫伴中央颞区棘波的患者,首先与患者监护人讨论,是否需要开始 AEDs 治疗。对于以上 3 类儿童部分性癫痫综合征,给予卡马西平、奥卡西平或左乙拉西坦作为一线治疗药物。需要注意少数儿童良性癫痫伴中央颞区棘波的患儿,卡马西平与奥卡西平可能会加重慢波睡眠期的持续性棘慢波发放。如果不合适或不耐受,可以应用拉莫三嗪或丙戊酸治疗。如果上述 5 种药物中首选的药物治疗无效,可以从中选择其他药物进行治疗。如果第二种能较好耐受的抗癫痫药物仍然无效,应当考虑联合治疗。如果首选治疗无效或不耐受,建议给予卡马西平、加巴喷丁、拉莫三嗪、左乙拉西坦、奥卡西平,丙戊酸或托吡酯作为添加治疗。

6. 婴儿痉挛症(West 综合征)

对于不伴结节性硬化的 West 综合征患儿给予类固醇,包括促肾上腺皮质激素(ACTH)及泼尼松,或者氨基烯酸作为一线治疗药物。对于由结节性硬化引起的 West 综合征,给予氨己烯酸作为一线治疗药物,如果无效,再给予类固醇(ACTH 或者泼尼松)治疗。应用类固醇或氨己烯酸时要仔细考虑用药的风险-效益比。如果一线药物治疗无效或不能耐受,可以应用托吡酯、丙戊酸、氯硝西泮或拉莫三嗪作为添加治疗。West 综合征不建议或慎用卡马西平、奥卡西平、苯妥英钠等药物。

7. 伦诺克斯-加斯托综合征(LGS)的药物治疗

对于 LGS 的患儿,给予丙戊酸作为一线治疗药物。如果一线应用丙戊酸治疗无效或不能耐受,可以应用拉莫三嗪作为添加治疗。如果添加治疗仍无效或不能耐受,可考虑的其他 AEDs 有托吡酯、卢菲酰胺、左乙拉西坦和非氨酯。不建议应用卡马西平、加巴喷丁、奥卡西平、普瑞巴林、替加宾或氨己烯酸。

8. Dravet 综合征

对于 Dravet 综合征的患儿,应当考虑丙戊酸或托吡酯作为一线治疗药物。如果一线药物治疗无效或不能耐受,可考虑应用司替戊醇、氯硝西泮或左乙拉西坦作为添加治疗。不建议应用卡马西平、加巴喷丁、拉莫三嗪、奥卡西平、苯妥英钠、普瑞巴林、氨己烯酸。

9. 癫痫性脑病伴慢波睡眠期持续性棘慢波和 Landau-Kleffner 综合征

对于癫痫性脑病伴慢波睡眠期持续性棘慢波和 Landau-Kleffner 综合征,可首选丙戊酸治疗,如果无效,再给予氯硝西泮或类固醇

（ACTH 或者泼尼松）治疗。应用类固醇时要仔细考虑用药的风险-效益比。如果一线药物治疗无效或不能耐受，可以应用左乙拉西坦、拉莫三嗪或托吡酯作为添加治疗。

10. 肌阵挛-失张力癫痫

肌阵挛-失张力癫痫首选丙戊酸治疗，如果无效或不耐受，再给予托吡酯或氯硝西泮治疗。如果一线药物治疗无效或不能耐受，可以应用左乙拉西坦、拉莫三嗪作为添加治疗。不推荐应用卡马西平、加巴喷丁、奥卡西平、苯妥英钠、普瑞巴林、替加宾或氨己烯酸治疗。

上述提到的目前在国内市场还没有的 AEDs 有乙琥胺、卢非酰胺、氨己烯酸。

四、抗癫痫药物的不良反应

许多癫痫患儿的家长不愿给孩子吃西药，愿意让其吃中药或找一些偏方给患儿服用。究其原因，其中一个很主要的原因就是认为"西药有不良反应"。有些宣传广告也往往夸大"西药有不良反应"这个论点，其实任何药物（包括中药）都是既有治疗作用也有不良反应的。有些家长看到药物说明书上写到某药有这样那样的不良反应，就认为只要吃这种药，就肯定会出现这些不良反应，这种看法是不全面的。药物说明书上所列出的不良反应只说明用此药时有些人可能出现反应，而且这些反应发生的机会大多是很小的。如果一种药物的不良反应很严重或经常出现，这种药物是不允许生产的，临床也不会应用。客观地说，AEDs 在正常使用情况下，一般没有什么不良反应，但个别患儿耐受性较差,由于个体差异可能会发生某些不良反应。

(一)常见不良反应

常见的不良反应如嗜睡、眩晕、厌食、恶心、呕吐等,在应用苯巴比妥、氯硝西拌、卡马西平等时都可能发生。这些不良反应往往在开始服药时出现,一般不会发展成严重情况。这些反应往往和用药剂量有关,如从小剂量开始,逐渐加到有效剂量,大多可以避免发生。还有一种不良反应属过敏反应,表现为出皮疹,这与个体特异反应有关,与药物剂量关系不大;任何 AEDs 都可能引起皮疹,其形式多样。如出现过敏反应,考虑停用该药,换用其他 AEDs。由于 AEDs 需长期服用,而各种药物均由肝脏代谢解毒,因此要注意药物对肝脏的影响,需定期检查肝功能。AEDs 对造血系统有时也有一定影响,可以引起叶酸、维生素 B_{12} 缺乏及骨髓抑制,所以要定期检查末梢血象,重点观察白细胞及血小板计数。

(二)抗癫痫药物的主要不良反应

所有的 AEDs 都可能产生不良反应,其严重程度在不同个体有很大差异。AEDs 的不良反应是导致治疗失败的另一个主要原因。大部分不良反应是轻微的,但也有少数会危及生命。最常见的不良反应包括对中枢神经系统的影响(镇静、思睡、头晕、共济失调、认知、记忆等)、对全身多系统的影响(血液系统、消化系统、体重改变、生育问题、骨骼健康等)和特异体质反应(表3-4)。

表3-4　抗癫痫药物常见的不良反应

药物	剂量相关的副作用	长期治疗的副作用	特异体质副作用	对妊娠的影响
卡马西平	复视、头晕、视物模糊、恶心、困倦、中性粒细胞减少、低钠血症	低钠血症	皮疹、再生障碍性贫血、肝损害、史-约综合征	FDA妊娠安全分级 D级，能透过胎盘屏障，可能导致神经管畸形
氯硝西泮	常见镇静、共济失调	易激惹、攻击行为、多动	少见，偶见白细胞减少	FDA妊娠安全分级 D级，能透过胎盘屏障，有致畸性及胎儿镇静、肌张力下降
苯巴比妥	疲劳、嗜睡、抑郁、注意力涣散、多动、易激惹、攻击行为、记忆力下降	少见皮肤粗糙、性欲下降、突然停药可出现戒断症状，焦虑、失眠	皮疹、中毒性表皮溶解症、肝炎	FDA妊娠安全分级 D级，能透过胎盘屏障，可发生新生儿出血
丙戊酸钠	震颤、厌食、恶心、呕吐、困倦	体重增加、脱发、月经失调或闭经、多囊卵巢综合征	肝毒性（尤其在2岁以下的儿童）、血小板减少、急性胰腺炎、丙戊酸钠脑病	FDA妊娠安全分级 D级，能透过胎盘屏障，可导致神经管畸形及新生儿出血

续表3-4

药物	剂量相关的副作用	长期治疗的副作用	特异体质副作用	对妊娠的影响
左乙拉西坦	头痛、困倦、易激惹、感染、类流感综合征	较少	无报道	FDA妊娠安全分级C级
托吡酯	厌食、注意力障碍、语言障碍、记忆障碍、感觉异常、无汗	肾结石、体重下降	急性闭角性青光眼	FDA妊娠安全分级C级
奥卡西平	疲劳、困倦、复视、头晕、共济失调、恶心	低钠血症	皮疹	FDA妊娠安全分级C级
拉莫三嗪	复视、头晕、头痛、恶心、呕吐、困倦、共济失调、嗜睡	攻击行为、易激惹	皮疹、中毒性表皮溶解症、肝衰竭、再生障碍性贫血、史-约综合征	FDA妊娠安全分级C级

1. 剂量相关的不良反应

从小剂量开始缓慢增加剂量,尽可能不要超过说明书推荐的剂量。例如苯巴比妥的镇静作用,卡马西平、苯妥英钠引起的头晕、复视、共济失调最大治疗剂量可以减轻这类不良反应。

2. 特异体质的不良反应

一般出现在治疗开始的前几周,与剂量无关。部分特异体质的不良反应虽然罕见但有可能危及生命。几乎所有的传统 AEDs 都有特异体质不良反应的报道。主要有皮肤损害、严重的肝毒性、血液系统损害。新型 AEDs 中的拉莫三嗪和奥卡西平也有报道。一般比较轻微,在停药后迅速缓解。部分严重的不良反应需要立即停药,并积极对症处理。

3. 长期的不良反应

与累计剂量有关。如给予患者能够控制发作的最小剂量,若干年无发作后可考虑逐渐撤药或减量,有助于减少 AEDs 的长期不良反应。

4. 致畸作用

癫痫妇女后代的畸形发生率是正常妇女的 2 倍左右。造成后代畸形的原因是多方面的,包括遗传、癫痫发作、服用 AEDs 等。

(三) 妊娠安全分级

美国药品和食品管理局(FDA)根据药物对动物或人类所具有的不同程度的致畸性,将药物对妊娠的影响分为 5 级。

1. A 级

妊娠头 3 个月的孕妇的充分的良好对照的研究没有发现对胎儿的危害(并且也没有在其后 6 个月具有危害性的证据)。此类药物对胎儿的影响甚微。

2. B 级

动物研究没有发现对胎仔的危害,但在孕妇没有充分良好对照的研究;或动物研究发现对胎仔有危害,但对孕妇的充分的良好对照的研究没有发现对胎儿的危害。此类药品对胎儿影响较小。

3. C 级

动物研究表明,药物对胎仔有致畸或杀死胚胎的作用,但对孕妇没有充分的良好对照的研究;或对孕妇没有研究,也没有动物研究。此类药品必须经过医师评估,权衡利弊后才能使用。

4. D 级

有危害人类胎儿的明确证据,但在某些情况下(如孕妇存在严重的、危及生命的疾病,没有更安全的药物可供使用,或药物虽安全但使用无效),孕妇用药的益处大于危害。

5. X 级

动物或人类研究表明,能导致胎儿异常;或根据人类和动物用药经验,有危害胎儿的明确证据。孕妇使用药物显然没有益处。禁用于妊娠或可能妊娠的妇女。

五、特殊人群抗癫痫药物选择注意事项

1. 儿童癫痫患者

儿童选用 AEDs 治疗的原则与成人基本相同,但要注意以下特点。

(1)儿童期生长发育快,在标准体重范围内应按公斤体重计算每

日给药量,对于体重高于或低于标准体重的儿童,应参照标准体重给药,并结合临床疗效和血药浓度调整给药剂量。

(2)新生儿和小婴儿肝脏和肾脏功能发育尚未完全成熟,对药物的代谢和排泄能力差,药物在体内半衰期长,容易蓄积中毒;婴幼儿至学龄前期体内药物代谢速率快,半衰期短,因此应在血药浓度监测下根据临床疗效调整剂量。

(3)注意监测药物不良反应,定期查肝功能、血常规等,尤其应注意丙戊酸在年龄小于 2 岁或有遗传代谢病的儿童发生肝损害的危险性增加。

(4)儿童首次发作后是否开始 AEDs 治疗需要考虑癫痫的病因、发作类型、癫痫综合征等。如良性婴儿癫痫首次丛集性发作后,可以暂不用 AEDs,继续观察,若间隔 24 小时再出现发作再开始用 AEDs 治疗;儿童良性癫痫伴中央颞区棘波,间隔时间很长的复发,也不一定要急于用 AEDs 治疗。但如导致癫痫发作的病因持续存在,首次发作后即应给予 AEDs 治疗,如有明确的围产期脑损伤病史。

(5)儿童正处于生长发育和学习的重要阶段,在选择 AEDs 时,应充分考虑对患儿认知功能的影响,在用药过程中应注意观察,如药物对患儿认知功能产生严重影响,应权衡利弊、必要时可更换药物。

(6)有些儿童期特殊的癫痫性脑病(如 West 综合征、伦诺克斯-加斯托综合征、Landau-Kleffner 综合征等)除 AEDs 治疗外,可选用肾上腺皮质激素、生酮饮食等特殊的治疗方法。

(7)对于患线粒体病和有机酸血症合并癫痫的患儿,丙戊酸易引起肝损害,尽量不选用。

2. 女性癫痫患者

(1)女性患者尤其关注药物对容貌的影响,长期使用苯妥英钠可导致皮肤多毛症和齿龈增生,应尽可能避免长期使用。

(2)癫痫女性发生内分泌紊乱、多囊卵巢综合征的概率增加,尤其在服用丙戊酸时尤为明显,进而可能导致体重增加、月经紊乱、不育、性功能减退等,使用时应慎重。

(3)由于女性癫痫患者特殊的生理特点,治疗措施应该充分考虑到生殖、妊娠及分娩等多方面情况。例如:持续应用丙戊酸对于胎儿可能造成的风险,应当警惕大剂量丙戊酸(超过 800 mg/d)以及联合丙戊酸的多药治疗,可能造成比较大的风险。有关新型 AEDs 对于胎儿可能造成的风险的相关数据报道还比较有限。

(4)生育期:重视癫痫女性的生育功能是提高患者生活质量的重要环节之一。对于尚未生育的患者应尽量避免使用可能影响生育功能的药物,如丙戊酸类药物;建议准备生育的患者在医生的指导下计划妊娠。

(5)孕前咨询:告知患者癫痫发作及 AEDs 对妊娠及胎儿的风险。妊娠期使用 AEDs 可能对癫痫女性后代的智力发育造成影响,尤其是苯巴比妥和丙戊酸。目前尚无足够的证据来评估新型 AEDs(加巴喷丁、左乙拉西坦、替加宾、托吡酯、氨己烯酸)的致畸性。大剂量丙戊酸(超过 800 mg/d)以及联合丙戊酸的多药治疗的致畸风险明显增加;告知患者补充叶酸和维生素 K 的必要性。如果孕妇或者配偶有癫痫,尤其是有特发性癫痫及相关遗传病家族史者,应当进行遗传咨询。

(6)妊娠:孕妇除定期进行产科检查外,还应定期就诊于癫痫专科医师;根据临床发作情况及时调整 AEDs 的剂量,尽量减少和避免发作,尤其是全面性强直-阵挛发作。孕妇也需要了解,没有证据表明局灶性、失神及肌阵挛性发作会影响妊娠期与发育阶段的胎儿,除非患者跌倒或者受到了伤害;如果妊娠期间发作控制不佳,要充分考虑到妊娠相关因素的影响,如剧烈呕吐、依从性差等;妊娠 16~20 周时应该对胎儿进行详细的超声波检查,及时发现可能存在的畸形。

(7)分娩:应当由产科医师与癫痫专科医师共同诊疗妊娠的癫痫患者。大部分癫痫产妇都能正常分娩,但是疼痛、压力、睡眠不足、过度换气等因素都增加了分娩期发作的危险;建议应当在配备有孕妇及新生儿复苏条件,以及紧急处理母亲癫痫发作的相应专业人士、设备的产科监护室内进行;分娩过程中及分娩后应该按时、按量服用 AEDs,如果不能及时口服 AEDs,应该通过其他途径给予足量的 AEDs;在分娩过程中,一旦出现癫痫发作,应该尽快采取措施终止发作,可选用地西泮或劳拉西泮静脉注射;如果发作持续,应该按照癫痫持续状态处理;同时采取措施尽快结束分娩,并作好新生儿的抢救准备。

(8)哺乳:绝大多数 AEDs 可以通过乳汁分泌,但是乳汁中 AEDs 的浓度相对比较低;对于绝大多数服用 AEDs 的妇女来说,哺乳相对是安全的,应当鼓励母乳喂养;注意婴儿的不良反应,如易激惹、睡眠不良、体重减轻或镇静、肌张力降低、吸吮无力、进食困难等现象。

3. 老年癫痫患者

老年期发病癫痫的治疗包括两个方面，一是针对病因的治疗，二是 AEDs 治疗。老年癫痫患者选择 AEDs 治疗的基本原则与青年人一致，但应该特别注意以下几点。

（1）老年人由于生理或病理变化对药效学和药代动力学的影响，通常对 AEDs 较敏感，应尽可能缓慢加量、维持较低的有效治疗剂量，加强必要的血浓度监测；

（2）老年癫痫患者合并慢性病（高血压、糖尿病、心脏病、高血脂等）需服用其他药物的情况很常见，应系统性考虑患者服用的非 AEDs 与 AEDs 的相互作用及多种 AEDs 联合应用之间的相互作用；

（3）老年患者，尤其是绝经后女性患者容易出现骨质疏松，建议尽可能避免使用有肝酶诱导作用的 AEDs，并可补充维生素 D 和钙剂。

六、血药浓度的监测

患者口服的 AEDs 经胃肠黏膜吸收入血，通过血液循环把药物带到全身。当药物进到脑组织后，就产生了相应的抗癫痫效果。过去人们曾设想，不论任何人，只要用的药量大，吸收就多，疗效就好。实际情况并不是这样，而是人们服用相同剂量的药后，有人有效，有人无效。有关的研究已证明，和药物的疗效有密切关系的因素是血药浓度。虽然服用相同的剂量，但因每个人体内的吸收、分布、代谢和排泄率都不一样,在血中保留的浓度不尽相同,脑内的药物浓度也不一样,疗效当然也就不同了。血药浓度是指药物在血中的含量,用一定体积的血清或血浆中的药物重量来表示,即每毫升的微克数(微克/毫升)。计算时包括与蛋白结合的药物及未与蛋白结合(游离型)的药物,目前的检测技术大多是测定血中药物总浓度。检查血药浓度可了解药物在体内吸收后的情况,可以指导治疗。遇到以下情况时,一般都应进行血药浓度检查。

1. 选用的抗癫痫药物安全范围较窄时

如苯妥英钠的有效血药浓度和中毒血药浓度接近,其有效血药浓度为 10~20 微克/毫升,中毒血药浓度大于 20 微克/毫升。而且此药的代谢特点也和其他药物不一样,当机体对其消除能力达到饱和时,增加很小的剂量就会引起血药浓度骤增而致中毒。

2. 怀疑为药物中毒时

尤其是服用常规剂量药物出现中毒表现无法解释时,检查血药浓度可协助诊断。

3. 用常规剂量或大于常规剂量治疗不能控制发作时

此时测血药浓度如不足,则可继续加药,如血药浓度已很高,则可考虑是否换药。

4. 多药合并联合用药时

了解药物之间相互作用的结果。有时在与其他非 AEDs 同时应用时,也需监测血药浓度。如利福平是药酶强诱导剂,可使合用的其他药物的血药浓度降低。

5.长期服用抗癫痫药时

机体可能受内外环境的变化而使药物在体内的代谢发生变化,因此,为及时发现过量或剂量不足,长期服药的患者即使病情稳定,也应每6个月至1年检测1次血药浓度。

6.判断服药内容

正常情况下医师应了解患者服药的内容,但有时患者服用的是某些医疗单位(或个人)自行配制的药物,而患者或其家属又不知药物的所合成分,故不能向医师提供,因此为决定下一步治疗方案,也需测血药浓度。

通过血药浓度的测定,临床医师可以依据患者的个体情况,利用药代动力学的原理和方法,调整药物剂量,进行个体化药物治疗。这不仅可提高药物的治疗效果,也避免或减少了可能产生的药物不良反应。临床医师需要掌握基本的药代动力学知识,如稳态血药浓度、半衰期、达峰时间等,以做到适时采集标本和合理解释测定结果。临床医生要掌握 AEDs 监测的指征,根据临床需要来决定进行监测的时间及频度。

七、常用的抗癫痫药物

(一)苯巴比妥(phenobarbital,PB)

苯巴比妥又名为鲁米那,从 1912 年开始用于抗癫痫治疗,因其抗癫痫谱广、疗效好、半衰期长、全身性毒副作用少、能静脉和肌内给药、对癫痫持续状态有效和价格低廉等特点,一直被广泛用于临床,特别是在发展中国家。在发达国家,由于其较多的镇静、认知行为副作用和有更多新药选择,用量在逐年减少。

【作用机制】

PB 有广泛的抗惊厥效果,实验证明 PB 能与突触后膜的 GABAA 受体结合,增加 GABA 介导的 CL^- 内流,导致后膜超极化,使兴奋性降低;阻断突触前膜 Ca^{2+} 摄取,减少 Ca^{2+} 依赖性神经递质的释放,抑制突触前膜引起的兴奋。PB 高浓度时也可阻断 Na^+ 和 L 型、N 型 Ca^{2+} 通道。

【临床应用】

PB 是广谱抗癫痫药,除失神发作外,对其他各种发作类型均有程度不等的疗效。目前主要用于:①治疗全身性强直阵挛发作和各年龄期的部分性发作:研究证明 PB、PHT、CBZ 对部分性发作和继发全身发作的效果相同,成功率不同主要由副作用决定。由于 PB 相对较多的镇静和认知行为的副作用已不再是治疗的首选,然而其全身毒性反应少、价廉易用,仍然是治疗全身性惊厥和各年龄时期部分性发作的第二、三选药,尤其在婴儿期使用广泛。②治疗惊厥持续状态:常在苯二氮䓬类和 PHT 不能控制发作时使用,主要缺点为呼吸抑制和明显的镇静副作用。③治疗新生儿各种发作的首选用药。④对全身性肌阵挛发作有一定疗效。⑤PB 曾广泛用药热性惊厥的预防,现仅在有适应证时个别使用。

【不良反应】

一般来说 PB 是安全的,尽管有许多副作用,多数为可耐受、可逆的。严重的副作用很少。最常见的与剂量相关的神经系统副作用是镇静,发生率比其他 AEDs 均高,瞌睡和嗜睡在治疗开始时最常见,可持续数天,偶尔长达数周;其次为多动、烦躁、易激惹、攻击行为等,以小儿常见。此外还可见失眠、构音障碍、共济失调、眼震等症状。虽然可能被夸大,但 PB 影响认知能力效果肯定,接受 PB 治疗的小儿比对照组记忆差,注意力不集中,智商低。PB 性皮疹和过敏反应相对较少,偶有恶心、巨细胞贫血、骨质疏松等,妊娠期胎儿畸形概率增加。

(二)苯妥英(phenytoin,PHT)

PHT 是 1938 年开始使用的非镇静催眠性 AEDs,广泛用于治疗各年龄时期癫痫局限性发作和全身性强直-阵挛发作。

【作用机制】

PHT 具有膜稳定作用:①阻断电压依赖 Na^+ 通道,降低细胞膜对 Na^+ 通透性,使去极化时 Na^+ 不能迅速内流形成动作电位;②阻断电压依赖性 Ca^{2+} 通道,治疗浓度 PHT 能选择性阻断 L 型和 N 型 Ca^{2+} 通道;③抑制钙调素激酶活性,阻止突触前膜磷酸化,减弱 Ca^{2+} 依赖性释放过程,减少谷氨酸兴奋神经递质释放,抑制突触后膜磷酸化,减少递质与受体结合引起的去极化。PHT还能抑制突触传递的强直后增强(PTP),在癫痫灶异常放电扩散过程中,PTP起易化作用,PHT抑制PTP形成,阻止异常放电扩散。

【临床应用】

对癫痫急性发作、部分性发作和全身性强直-阵挛性发作有效,是成人部分性发作和全身性强直-阵挛性发作单药治疗的一线用药,对全身失神性、肌阵挛和失张力性发作无效。对婴儿痉挛、伦诺克斯-加斯托综合征无效。

【不良反应】

尽管多数使用PHT的患者有程度不等的不良反应,但仅少数患者需要换药。PHT是耐受性良好的AEDs之一,主要不良反应有:①浓度依赖性副作用。最常见,多与中枢神经系统作用有关,包括眼震、共济失调、复视和嗜睡等。当血药浓度大于30mg/L时可见构音障碍、活动障碍、眼外肌麻痹、精神错乱和发作加重等。②特异性反应。最常见的是皮疹,多见于儿童和青少年,与卡马西平、苯巴比妥有交叉反应,严重特异性反应可见高敏感综合征,表现为皮疹、发热、淋巴结肿大、嗜酸性细胞增多和肝肾功能异常等。特异性反应常发生于疗程的前3个月。③长期治疗的副作用。易发生牙龈增生、多毛、痤疮等。④致畸作用。

（三）卡马西平（carbamazepine，CBZ）和奥卡西平（oxcarbazepine，OXC）

CBZ 又称为酰胺咪嗪，神经科常用药之一，主要用于癫痫、慢性神经痛和某些精神行为疾病。对癫痫部分发作和全身性强直-阵挛发作有效，镇静、认知和行为副作用相对较轻。OXC 是 2000 年批准上市的药物，化学结构与 CBZ 相似，药理和副作用比 CBZ 优越。

【作用机制】

CBZ 的化学结构类似三环类抗抑郁症药，能抑制电压依赖性膜传导，特别是 Na^+、K^+ 和 Ca^{2+} 通道的传导，稳定高兴奋性细胞膜，减少突触兴奋扩散传播。CBZ 阻滞 L 型 Ca^{2+} 通道，OXC 阻滞 N 型 Ca^{2+} 通道。

【临床应用】

CBZ 是治疗局部性癫痫和全身性强直-阵挛发作的一线用药，对部分性发作，特别是复杂性部分性发作和全身强直-阵挛性癫痫有效；对失神、肌阵挛和失张力性发作无效，有时甚至可能加重发作，应特别注意。

【不良反应】

CBZ 是耐受性良好的 AEDs 之一，虽有报道称副作用发生率可达50%，但多数轻微，不需停药。常见神经系统副作用有头痛、头昏、瞌睡、复视和震颤等,可见精神紊乱和运动障碍。过敏反应可见皮疹。CBZ能引起抗惊厥药高敏感综合征(AHS):特征为发热、皮疹和内脏器官受累,多由卡马西平、苯妥英、苯巴比妥和拉莫三嗪等芳香类AEDs引起,始于治疗后2~8周,发热1~2天,出现皮肤反应,淋巴结肿大,咽炎和内脏受累表现,如肝炎、肾炎、肺损害、血液改变等,最常见的皮肤表现为各种皮疹伴或不伴瘙痒,偶见严重皮肤反应,如多形红斑和史-约综合征。应知道卡马西平、苯妥英、苯巴比妥等药存在交叉反应。对AHS的急性治疗可选择丙戊酸。在造血系统,CBZ可引起白细胞减少,多见于前3个月,停药可恢复正常。有部分患者肝酶轻度升高,不伴临床症状,罕见肝中毒。此外CBZ还能引起系统性红斑狼疮、低钠血症、体重增加、胎儿神经管缺陷、骨密度下降等。

CBZ的药理作用比CBZ优越,无自身酶诱导效应,适于多药治疗。抗癫痫疗效同CBZ,但耐受性更好。临床用于单药和辅助治疗部分性发作或继发性全身性发作和原发性全身性强直-阵挛发作。副作用主要与中枢神经系统作用有关和胃肠症状,包括镇静、头痛、头晕、共济失调、恶心和低钠等。偶有特异性反应,如皮疹、淋巴结病和肝中毒。

(四)乙琥胺

乙琥胺(ethosuximide,ESM)面世于1958年,一直是治疗儿童失神癫痫的首选用药,控制失神发作效果显著,副作用少,半衰期长,几乎不损害认知和行为功能。

【作用机制】

药理作用与抑制 T 型 Ca^{2+} 通道有关。丘脑神经元 T 型 Ca^{2+} 电流是形成失神发作 3 Hz 棘慢综合波的基础,乙琥胺可抑制丘脑细胞低阈值 T 型 Ca^{2+} 电流,从而阻止丘脑 3 Hz 异常放电和失神发作。

【临床应用】

乙琥胺是治疗典型失神发作的一线用药,是 10 岁以下儿童失神癫痫的首选,接近青春期和青春期后合并全身性强直-阵挛发作的概率增加,可选用丙戊酸。乙琥胺用作多药治疗对下列情况有效:①丙戊酸单药控制失神发作效果不佳时;②失神合并全身性强直-阵挛发作;③不典型失神发作。乙琥胺对单纯性部分性发作、复杂性部分性发作和继发全身性强直-阵挛发作无效。

【不良反应】

常见的剂量相关性不良反应有胃肠症状:恶心最多见,依次为腹部不适、厌食、呕吐和腹泻等,约 1/3 的患者经历这些症状,多出现在治疗伊始,症状轻微,可耐受或减量后消失。神经系统症状:瞌睡,极少时可见失眠、紧张、头晕、乏力、共济失调和行为改变。

剂量无关的非特异性不良反应有头痛,发作性精神异常,如焦虑、抑郁、幻觉等,多见于伴智力障碍的青年人。特异性不良反应最常累及皮肤,其次为血液、肝、神经系统和肾等。皮疹和过敏性皮炎等轻度皮肤反应常见,史-约综合征、SLE、狼疮样综合征、粒细胞减少和再生障碍性贫血等严重特异性不良反应很少见。

(五)丙戊酸

丙戊酸(valproate,VPA)是主要的抗癫痫药,特点是抗癫痫谱广,镇静效果小,能有效控制失神、肌阵挛和全身性强直-阵挛发作等多种不同类型的癫痫,深受国内外临床医生欢迎。

【作用机制】

丙戊酸对多种实验动物癫痫模型治疗有效,能阻止病灶异常放电扩散,提高惊厥发作的阈值。丙戊酸的作用涉及多种机制,能抑制 γ-氨基丁酸(GABA)转氨酶,减少 GABA 代谢;能提高谷氨酸脱羧酶的活性,增加 GABA 合成,使脑内 GABA 含量增加,并能提高突触后膜对 GABA 的反应性,增强 GABA 能神经突触后抑制作用;还能降低由谷氨酸受体介导的兴奋,抑制电压门控钠通道,减弱 T 型钙电流,抑制起源于丘脑的 3 Hz 异常放电。

【临床应用】

丙戊酸对各型癫痫发作均有效,尤其对原发性全身性癫痫效果好,可作为单纯或复杂失神发作、肌阵挛发作及光敏性癫痫的首选,对部分性发作、继发全身性发作也有一定疗效,对失张力、强直发作、伦诺克斯-加斯托综合征有一定效果。

【不良反应】

最常见恶心、呕吐、厌食和胃肠刺激等消化道症状。最严重的副作用是肝中毒,2岁以下儿童和多药治疗者为高危人群。偶见胰腺炎和高血氨。神经系统副作用:震颤相对常见,与剂量有关,减量可改善;少见嗜睡和模糊;基本无剂量相关的认知和行为损害。造血系统可见血小板减少等症状,但很少导致停药。女性有月经不调、激素变化、多囊卵巢和青春期延迟等;妊娠早期神经管缺陷危险性为1%～2%。其他副作用有皮疹、脱发、面和四肢水肿、低钠血症等。

(六)苯二氮䓬类

苯二氮䓬类(benzodiazepines,BZ)为一组含有苯二氮䓬的衍生物,1933年首次从杂环类复合物中提取合成,早先用于镇静、催眠和抗焦虑,以后发现其有抗惊厥功能。常用于抗癫痫的药物有地西泮、劳拉西泮、硝西泮和氯硝西泮。

【作用机制】

苯二氮䓬类能增强 γ-氨基丁酸(GABA)介导的抑制性突触后电位,防止和限制了神经元的高度同步化放电。苯二氮䓬类可以与GABA受体结合,使 CL^- 通道开放频率增加,加大 CL^- 内流和突触后抑制效应。此外大剂量苯二氮䓬类还能抑制电压门控钠通道、钙通道和提高脑脊液 GABA 水平。

【临床应用】

苯二氮䓬类控制发作快速、有效,多年来一直是治疗癫痫持续状态和急性反复发作的首选用药。地西泮和劳拉西泮均被美国食品药品管理局(FDA)批准用于治疗癫痫持续状态,地西泮被批准用于治疗 30 天以上小儿癫痫持续状态。氯硝西泮和硝西泮用于治疗肌阵挛发作和其他多种全身性癫痫发作类型及发作合并焦虑症患者。地西泮为第一个用于抗癫痫治疗的苯二氮䓬类,是儿童和成人癫痫持续状态起始治疗的常规用药,能有效控制惊厥性和非惊厥性癫痫持续状态。由于地西泮快速再分布,脑中浓度迅速下降,作用时间短,静脉注射后,通常联合使用长效抗癫痫药,如苯巴比妥类。在立即开通静脉通道困难的小儿,用地西泮直肠栓剂效果显著。劳拉西泮主要用于治疗癫痫持续状态和急性密集性发作,比地西泮效果好,作用时间长,副作用少,已逐渐成为癫痫发作紧急治疗的首选药物。氯硝西泮为长效苯二氮䓬类,主要用于治疗癫痫,对急性和慢性癫痫发作均有效,可单独或联合用药,抗癫痫谱广,治疗肌阵挛、失神和失张力等多种发作类型有效。硝西泮也为长效苯二氮䓬类,用于催眠和抗癫痫治疗。联合用药治疗肌阵挛、婴儿痉挛症和伦诺克斯-加斯托综合征有效。

【不良反应】

在紧急治疗时,静脉注射的主要副作用是呼吸和心血管抑制,其他中枢神经镇静剂(如苯巴比妥)和癫痫发作本身可加重呼吸和心血管抑制,尽管发生率低,应仔细观察,做好准备,必要时辅助呼吸。静脉注射偶见血栓性静脉炎。长期应用,引起镇静、嗜睡、共济失调、顺行性遗忘、认知障碍、头痛、虚弱和视力模糊等。长期治疗易产生耐受性和依赖性,使疗效下降,应注意及时调整剂量,或采用短期间歇性给药。突然停药可出现精神症状、失眠和发作加重。偶有肝炎、肾炎和过敏反应。劳拉西泮的呼吸抑制和其他副作用比地西泮轻。

(七)加巴喷丁

加巴喷丁(gabapentin,GBP)是模拟 γ-氨基丁酸(GABA)分子结构而合成的新型抗癫痫药,1993 年底美国 FDA 批准上市,我国于 2004 年研发成功,国家药品监督管理局正式批准生产,主要用于辅助治疗成人和小儿部分性癫痫发作和神经痛。本品副作用少,基本无药物相互作用,已获广泛的临床应用。

【作用机制】

加巴喷丁分子结构与人脑中的主要抑制性神经递质 GABA 相似,由抑制性 GABA 与环己烷环结合而成,具有一定脂溶性,能通过血脑屏障,而 GABA 不能通过血脑屏障。尽管与 GABA 结构相似,但研究显示与 GABAA 受体和 GABAB 受体无重要亲和力,各种临床有效的机制尚未完全清楚。在体外实验模型,加巴喷丁能与电压依赖性钙通道的亚基结合,减少电压依赖性钙通道钙流。此外加巴喷丁对 GABA 转氨酶有轻度抑制作用,减少 GABA 降解,增加脑内 GABA 浓度,还可降低谷氨酸浓度。加巴喷丁一般作用温和,耐受性好,其许多临床作用类似神经调质。

【临床应用】

辅助治疗成人和小儿癫痫部分性发作有效,部分患者可尝试过渡到加巴喷丁单药治疗。小样本研究显示,加巴喷丁治疗原发性全身性强直-阵挛发作有效,治疗失神和肌阵挛发作无效。本品还广泛用于治疗神经痛等多种神经科疾病。

【不良反应】

本品耐受性好,不良反应少,包括嗜睡、头晕、乏力、共济失调、头痛、震颤、复视和恶心呕吐等症状,多数出现在治疗初几天,轻微短暂,仅个别病例因副作用停药。本品安全性好,无药物相互作用,正越来越多地用于治疗癫痫和其他神经系统疾病。

(八)拉莫三嗪

拉莫三嗪(lamotrigine,LTG)于 1993 年首先在爱尔兰批准上市,以后在欧洲、北美和其他各地推广应用,为新型非镇静类抗癫痫制剂,临床用于治疗癫痫部分性发作、全身性强直-阵挛发作和某些非惊厥发作,抗癫痫谱广,副作用相对较少。

【作用机制】

主要通过阻滞 Na^+ 通道和稳定 Na^+ 通道失活状态发挥作用,在低浓度时即可阻滞膜去极化时的 Na^+ 通道,并在反复激活过程中阻滞能力更强。拉莫三嗪能作用于突触前 N 和 P/Q 型 Ca^{2+} 通道,剂量依赖性抑制高电压 Ca^{2+} 流激活,此外拉莫三嗪还能抑制谷氨酸释放和氧化亚氮及 5-羟色胺的摄取。

【临床应用】

用于辅助或单药治疗成人部分癫痫发作,辅助治疗儿童伦诺克斯-加斯托综合征和 2 岁以上儿童部分性癫痫发作。小样本研究报道拉莫三嗪治疗原发性全身癫痫发作、失神发作、失张力发作、强直发作、青少年肌阵挛癫痫和婴儿痉挛症有效,但也有报道称肌阵挛对其反应差,甚至加重。

【不良反应】

常见中枢神经系统和全身性不良反应,如头晕、头痛、复视、共济失调、视力模糊、恶心、呕吐、镇静和皮疹等。这些神经系统副作用一般较轻,多数成人和儿童都能耐受,镇静副作用在抗癫痫药中发生率最低。联合用药不良反应比单药治疗多见。临床使用中最常见的停药原因和最引人注意的副作用是皮疹,发生率在 10% ~12%。典型皮疹为红色斑疹或斑丘疹。出现在治疗开始后的前 4 周,8 周后很少见,多数为自限性,极少数发展为多形性渗出性红斑,有时进行性发作为史-约综合征。皮疹伴有流感样症状及乏力、肌痛、淋巴结肿大和嗜酸性细胞增多等症状时提示过敏反应,多见于既往有药物过敏史,特别是对抗癫痫药物过敏史者。文献综述提示拉莫三嗪皮疹在儿童患者、给药速度过快、和丙戊酸合用时发生率增高。美国食品药品管理局(FDA)建议出现皮疹时停药。

(九)托吡酯

托吡酯(topiramate,TPM)是 1995 年上市的新型抗癫痫药物,其结构独特,具有多种作用机制,抗癫痫谱广和耐受性好,近年来在许多国家广泛使用,并逐步发展成为一线抗癫痫药。

【作用机制】

本品可作用于多种受体和离子通道,作用于谷氨酸受体的海仁酸和 AMPA 亚基,抑制谷氨酸介导的兴奋作用;作用于 GABAA 受体,增加 GABA 介导的 CL^- 内流;阻滞电压依赖性 Na^+ 通道,限制持续反复点燃;减弱高电压激活的钙电位幅度,激活钾传导;抑制碳酸酐酶和同工酶。托吡酯通过上述多种途径实现广谱抗癫痫和其他神经疾病效应。

【临床应用】

托吡酯为广谱抗癫痫药,对多种癫痫发作类型有效,目前主要用于辅助治疗或单药治疗成人和儿童部分性癫痫发作(继发或不继发全身性发作)、伦诺克斯-加斯托综合征和非局部原发的全身性强直-阵挛发作。有报道称托吡酯治疗青少年肌阵挛癫痫与丙戊酸一样有效。小样本研究发现本品对婴儿痉挛症也有一定效果。

【不良反应】

常见的不良反应为中枢神经系统症状:嗜睡、头晕、乏力、共济失调、注意力不集中和感觉异常等,一般程度较轻。其他副作用有食欲缺乏、肾结石和与剂量相关的体重减轻。偶有急性近视、小儿出汗减少和体温升高的报道。托吡酯能透过胎盘和经母乳分泌,孕妇和哺乳期妇女需谨慎。

(十)左乙拉西坦

左乙拉西坦(levetiracetam,LEV)是 1999 年底美国 FDA 批准上市的新型抗癫痫药,主要用于治疗成人和儿童部分性癫痫发作和神经痛等疾病。抗癫痫谱广,安全性好。

【作用机制】

左乙拉西坦是一种吡咯烷酮衍生物,其化学结构与现有的抗癫痫药物无相关性。左乙拉西坦抗癫痫作用的确切机制尚不清楚。多种癫痫动物模型评估了左乙拉西坦的抗癫痫作用。左乙拉西坦抑制海马癫痫样突发放电,而对正常神经元兴奋性无影响,提示左乙拉西坦可能选择性地抑制癫痫样突发放电的超同步性和癫痫发作的传播。体外试验显示左乙拉西坦对神经元电压门控的钠离子通道或T-型钙电流无影响。左乙拉西坦并不直接易化 GABA 能神经传递,但研究显示对培养的神经元 GABA 和甘氨酸门控电流负调节子活性有对抗作用。人们在大鼠脑组织中发现了左乙拉西坦的可饱和的和立体选择性的神经元结合位点,但该结合位点的鉴定和功能目前尚不明确。

【临床应用】

用于辅助治疗成人和小儿部分性癫痫发作(继发或不继发全身性发作),对全身性癫痫发作和肌阵挛发作也有效。辅助治疗部分癫痫发作有效后可转单药治疗。

【不良反应】

与本品有关的常见不良反应有乏力、共济失调、异常步态、易激惹、焦虑、抑郁、敌对情绪、嗜睡和头晕等,其中乏力最多见。多数不良反应发生在疗程的前 4 周,一般症状较轻,并通过减量可减轻。尚无影响人类妊娠的报道。

(十一)氨己烯酸

氨己烯酸(vigabatrin,VGB)是根据 γ-氨基丁酸(GABA)具有抗惊厥作用的现代理论开放研制的新型抗癫痫药,结构类似 GABA,能抑制 GABA 转氨酶(GABA-T),提高全脑 GABA 水平,目前主要用于治疗癫痫部分性发作和婴儿痉挛症。

【作用机制】

化学结构与 GABA 相似,能与 GABA-T 共价性结合,不可逆性抑制 GABA-T 活性,使脑内 GABA 水平升高,从而实现抗癫痫功效。

【临床应用】

辅助治疗成人和儿童癫痫部分性发作和单药治疗婴儿痉挛症。

【不良反应】

可有嗜睡、乏力、共济失调、头痛、头晕、情绪激动、记忆障碍及体重增加等,小婴儿可有失眠、兴奋和肌张力异常。极少数患者有精神异常,表现为抑郁、幻觉、偏执等。不良反应多见于治疗初期,通常较轻,一般可耐受。长期使用可出现周围性视野缺损,有关报道有增多趋势,使用前和疗程中注意检查。

八、癫痫的特殊药物治疗

癫痫是一种频繁反复发作的神经系统疾病。抗癫痫药物是主要的治疗方法,可以良好地控制大多数患者的病情,但还有少部分患者的癫痫症状难以控制或承受着严重的药物不良反应。很有限的一部分患者可以从外科手术中获益。抗癫痫药的不足促使人们寻求其他一些辅助治疗方法,以增强抗癫痫药的抗癫痫效果,有些仅用于特殊的癫痫类型或特殊的癫痫综合征。

1. 促肾上腺皮质激素

促肾上腺皮质激素(ACTH)是一种多肽,作用机制尚不明确,本品可被蛋白分解酶破坏,故不能口服。肌内注射也会有部分破坏,故其效价较静脉注射为低。肌内注射后 4 h 达到最大作用,8～12 h 作用消失。静脉注射的作用于数分钟内开始。静脉滴注 20～25 U,维持 8 h,可达到肾上腺皮质的最大兴奋。

可用于儿童任何年龄的非典型失神、肌阵挛、婴儿痉挛症、伦诺克斯-加斯托综合征。ACTH 不但能对抗行为惊厥,而且有时能对抗脑电图异常。ACTH 对其他类型难治性癫痫也有效,尤其在其他药物失效时,可试用此药。

由于 ACTH 促进肾上腺皮质分泌皮质醇,因此长期使用可产生糖皮质激素的不良反应,出现医源性库欣综合征、明显的水钠潴留和相对程度的失钾。ACTH 的致糖尿病作用、胃肠道反应和骨质疏松等,系糖皮质类固醇引起,但在使用 ACTH 时,这些不良反应的发生相对较轻。

ACTH 刺激肾上腺皮质分泌雄激素,因而痤疮和多毛的发生率较使用糖皮质固醇者高。长期使用 ACTH 可使皮肤色素沉着。

本品粉震剂使用时不可用氯化钠注射液溶解;由于 ACTH 能使肾上腺皮质增生,因此 ACTH 的停药较糖皮质类固醇容易,但应用 ACTH 时,由于皮质醇的负反馈作用,下丘脑-垂体-肾上腺皮质轴对应激的反应能力降低,ACTH 突然撤除可引起垂体功能减退,因而停药时也应逐渐减量。有下列情况应慎用:高血压、糖尿病、结核病、化脓性或霉菌感染、胃与十二指肠溃疡及心力衰竭等。

2.丙种球蛋白

20 世纪 60 年代以后,人们认识到免疫机制和癫痫的发病有某些关系。有些癫痫患者存在免疫缺陷状态,包括体液免疫和细胞免疫两个方面。有些癫痫患者表现为原发性 IgA 缺乏,而其他免疫球蛋白无缺陷,细胞免疫功能也正常。有人曾报道,在有癫痫家族史的癫痫患者中,20% ~25% 有血清 IgA 降低,而无癫痫遗传史的癫痫患者中血清 IgA 则不低。还有一些研究指出,在癫痫患者的血清中可测出自身抗体,主要为抗核抗体及其他一些抗体。除癫痫本身原因外,还可能与应用抗癫痫药物有关。如苯妥英、苯巴比妥、卡马西平等都可引起患者血清中自身抗体滴度的升高。有人应用大剂量丙种球蛋白静脉滴注治疗难治性癫痫,如治疗婴儿痉挛症、伦诺克斯-加斯托综合征。低 IgA 血症及反复上呼吸道感染伴频繁复杂性热性惊厥等,每日或隔日按 2.5 g/次,静脉滴注丙种球蛋白 1 次,5 ~10 次为 1 个疗程,对部分病例有效。

3. 维生素 B_6

维生素 B_6 相关性癫痫包括维生素 B_6 缺乏性癫痫、维生素 B_6 依赖性癫痫和维生素 B_6 反应性癫痫。

维生素 B_6 是水溶性维生素中的一种,主要由食物供给,一般食物中的含量丰富。维生素 B_6 包括 3 种物质,即吡哆醛、吡哆醇和吡哆胺,其间可以相互转变。在体内磷酸化后成为有生物活性的磷酸吡哆醛和磷酸吡哆胺,是谷氨酸脱羧酶的辅酶。研究表明,在脑部的氨基酸类神经递质中,γ-氨基丁酸是一种重要的抑制性神经递质,其减少可引起癫痫。脑部的 γ-氨基丁酸是大脑内在谷氨酸脱羧酶的作用下脱去羧基生成的,储存于突触前的神经末梢内,释放于突触间隙发挥其生理作用。在突触间隙或突触后神经元的胞体内被分解代谢,生成琥珀酸半醛。这一过程是在 γ-氨基丁酸转氨酶的作用下进行的。谷氨酸脱羧酶和 γ-氨基丁酸转氨酶都是以维生素 B_6 作为辅酶的,但维生素 B_6 与 γ-氨基丁酸转氨酶的结合更为紧密。所以当维生素 B_6 缺乏时,首先出现的是 γ-氨基丁酸的生成减少。而 γ-氨基丁酸的分解不受影响,引起脑内 γ-氨基丁酸的含量下降,γ-氨基丁酸对神经元的抑制作用降低,引起癫痫发作。故在临床治疗癫痫中有时会用到维生素 B_6。

九、癫痫持续状态的诊断及处理

(一)癫痫持续状态的定义

癫痫持续状态(status epilepticus,SE)是一种以反复或持续的癫痫发作为特征的病理状况,是癫痫最严重的表现形式。它是儿科神经系统常见的急症之一,处理不当或不及时会有生命危险。存活者亦可因持续发作造成脑损害而留有神经系统后遗症。SE 占癫痫患者的 3% ~ 6%,60% 发生在 5 岁以内,新生儿和婴儿 SE 发生率高。难以控制的全身惊厥性癫痫持续状态可因各种严重的并发症或导致持续状态的原发病致死。导致 SE 的病因包括高热惊厥,急、慢性中枢神经系统疾病等。还需要注意的是,"癫痫持续状态"一词的含义实际为"癫痫发作的持续状态",既可见于癫痫患者的癫痫发作,也可见于其他病因(如脑炎、脑外伤等)所导致的癫痫发作。

传统的 SE 的定义:一次癫痫发作持续 30 min 以上,或反复多次发作持续>30 min,且发作间期意识不恢复至发作前的基线状态。但对于 30 min 的时间界定一直存在争议。基于癫痫持续状态的早期临床控制和对脑的保护,ILAE 在 2001 年提出临床上更为实用的定义:一次癫痫发作(包括各种类型癫痫发作)持续时间大大超过了该型癫痫发作大多数患者发作的时间,或反复发作,在发作间期患者的意识状态不能恢复到基线状态。从临床实际操作角度,全面性惊厥性发作持续超过 5 分钟,或者非惊厥性发作或部分性发作持续超过 15 分钟,或者 5 ~ 30 分钟内两次发作间歇期意识未完全恢复者,即可以考虑为早期 SE(early SE 或 impending SE),因为此期绝大多数发作不能自行缓解,需紧急治疗以阻止其演变成完全的 SE。

(二)癫痫持续状态的病因

SE 不仅见于原发性癫痫,更多见于症状性癫痫,是急性中枢神经系统疾病的常见症状之一。年龄不同常见病因不同。小儿常见病因为发热惊厥、中枢感染、窒息缺氧、遗传代谢疾病、电解质紊乱、原发性癫痫、不规范使用抗癫痫药物等,其中热性惊厥是 3 岁以下小儿癫痫持续状态最常见的原因。

对于 SE 的病因学评估建议:①新发生的 SE。查血电解质、头颅影像学;如临床怀疑相关疾病,进行血/尿毒物检测、遗传代谢相关检查;如伴有发热,查血常规、脑脊液。②癫痫患者发生 SE。查抗癫痫药血浓度、血电解质、血糖,根据情况复查头颅影像学;如伴有发热,查血常规、脑脊液。

(三)癫痫持续状态的病理生理

癫痫发作时脑兴奋与抑制功能失衡的表现,脑皮质神经元异常过度兴奋或抑制功能严重不足或两者兼而有之均可导致癫痫发作和SE。SE 导致脑和全身代谢异常,脑的代谢率增高,血流量、耗氧量和葡萄糖摄取量大大增加。在发作初期,出现呼吸、心率加快,心搏出量增加,血压升高等全身代偿性改变,以增加脑的血流灌注,从而维持异常放电和肌肉抽动所需能量。持续发作导致代偿功能耗竭,出现脑血液灌流不足,脑氧和葡萄糖耗竭,代谢性酸中毒,细胞和组织功能下降,脑水肿,脑细胞死亡及心、肝、肾功能紊乱等,因此,抢救时要保证通气、循环和脑血液灌流量。长期反复热惊厥和颞叶癫痫发作可导致海马硬化。动物实验和人体组织研究证明,脑过度兴奋本身可引起神经元损伤和死亡,称为兴奋性中毒性脑损伤,全身代谢紊乱可加重这种脑损伤,因此,有人研究和使用兴奋性神经递质 NMDA 受体拮抗剂,如氯胺酮,治疗癫痫持续状态,并取得效果。癫痫持续状态可改变 GABAA 受体对地西泮的敏感性,这提示临床医生有必要及早治疗。

（四）癫痫持续状态的分类

1. 按照癫痫发作持续时间及对治疗的反应分类

按照癫痫发作持续时间及对治疗的反应,可以对全面性惊厥性癫痫持续状态进行分类。

（1）早期 SE:癫痫发作>5 min。

（2）确定性 SE(established SE):癫痫发作>30 min。

（3）难治性 SE(refractory SE,RSE):对二线药物治疗无效,需全身麻醉治疗,通常发作持续>60 min。

（4）超难治性(super RSE):全身麻醉治疗 24 小时仍不终止发作,其中包括减停麻醉药过程中复发。

2. 按照癫痫发作类型分类

（1）惊厥性 SE(convulsive SE,CSE):根据惊厥发作类型进一步分为全面性及局灶性。

（2）非惊厥性 SE(non-convulsive SE,NCSE):NCSE 是指持续性脑电发作导致的非惊厥性临床症状,通常定义为>30 min。诊断

NCSE 必须结合临床和 EEG,需满足:①明确的和持久的(>30 min)行为、意识状态或感知觉改变;②通过临床或神经心理检查证实上述改变;③EEG持续或接近持续的阵发性放电;④不伴持续性的惊厥症状如肌强直、阵挛等。根据患者情况 NCSE 又分为可活动患者的 NCSE(包括某些癫痫患者的不典型失神持续状态、复杂部分性发作持续状态等)和危重患者的 NCSE(包括 CSE 治疗后、中枢神经系统感染、中毒性脑病、脑血管卒中后、代谢性脑病等危重症意识障碍患者)。

3. **按照癫痫发作的病因分类**

(1)急性症状性(acute symptomatic):SE 发生与感染性、代谢性、中毒性或血管性等因素所导致的脑急性损伤(通常<7 天)有关。

(2)远期症状性(remote symptomatic):SE 发生与既往脑损伤或先天皮质发育异常等静止性脑部病灶有关。

(3)进行性脑病(progressive):SE 发生与进展性疾病累及脑部有关,例如:脑肿瘤、遗传代谢病、神经变性病、自身免疫病等。

(4)隐源性或特发性(cryptogenic 或 idiopathic):与基因有关或原因不明。

(5)热性惊厥(febrile seizure):符合儿童热性惊厥的诊断标准。

(五)惊厥持续状态的治疗

1. 治疗原则

(1)尽早治疗,遵循 SE 处理流程,尽快终止发作。

(2)查找 SE 病因,如有可能进行对因治疗。

（3）支持治疗,维持患者呼吸、循环、水、电解质平衡。

2. 惊厥性 SE 处理流程

（1）院前治疗:早期 SE 多数发生于院外（通常无静脉通路）,有效的院前治疗可以明显缩短 SE 的持续时间。院前治疗的选择为咪达唑仑（鼻腔/口腔/肌内注射）或地西泮（直肠给药）。目前国内尚无咪达唑仑鼻腔黏膜用药剂型及地西泮直肠用剂型。

（2）院内治疗

一线治疗药物（针对早期 SE）:为苯二氮䓬类药物,包括劳拉西泮（国内尚无）、地西泮、咪达唑仑（非静脉应用）。

二线治疗药物（针对确定性 SE）:苯妥英、磷苯妥英（fosphenytoin）、苯巴比妥（有争议,儿童常用）,部分国家还推荐使用丙戊酸（静脉）、左乙拉西坦（静脉,临床经验尚少）。目前国内无苯妥英、磷苯妥英及左乙拉西坦静脉剂型。

三线治疗药物（针对难治性 SE）:主要为麻醉药,包括咪达唑仑（静脉用）、丙泊酚、戊巴比妥、硫喷妥等。

超难治性 SE 的其他治疗选择:目前对于超难治性 SE 尚缺乏有效的治疗手段,应积极寻找病因,争取对因治疗。可以尝试免疫治疗（甲泼尼龙、大剂量丙种球蛋白、血浆置换等）、$MgSO_4$、生酮饮食治疗、利多卡因、低温治疗,某些病例尝试外科治疗。

（3）SE 临床处置及药物

癫痫持续状态临床处理流程见图 3-1。儿童 CSE 药物治疗流程见表 3-9。

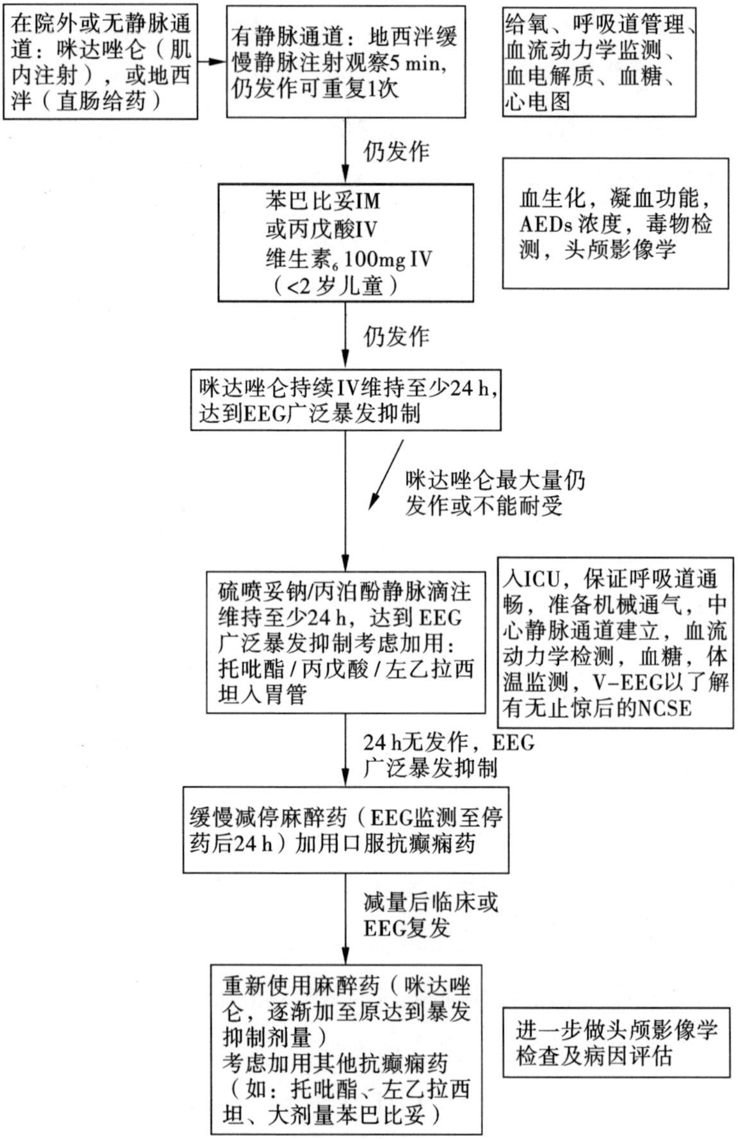

在院外或无静脉通道：咪达唑仑（肌内注射），或地西泮（直肠给药）

有静脉通道：地西泮缓慢静脉注射观察5 min，仍发作可重复1次

给氧、呼吸道管理、血流动力学监测、血电解质、血糖、心电图

↓ 仍发作

苯巴比妥IM
或丙戊酸IV
维生素$_6$ 100 mg IV
（<2岁儿童）

血生化，凝血功能，AEDs浓度，毒物检测，头颅影像学

↓ 仍发作

咪达唑仑持续IV维持至少24 h，达到EEG广泛暴发抑制

咪达唑仑最大量仍发作或不能耐受

硫喷妥钠/丙泊酚静脉滴注维持至少24 h，达到EEG广泛暴发抑制考虑加用：托吡酯/丙戊酸/左乙拉西坦入胃管

入ICU，保证呼吸道通畅，准备机械通气，中心静脉通道建立，血流动力学检测，血糖，体温监测，V-EEG以了解有无止惊后的NCSE

24 h无发作，EEG广泛暴发抑制

缓慢减停麻醉药（EEG监测至停药后24 h）加用口服抗癫痫药

减量后临床或EEG复发

重新使用麻醉药（咪达唑仑，逐渐加至原达到暴发抑制剂量）考虑加用其他抗癫痫药（如：托吡酯、左乙拉西坦、大剂量苯巴比妥）

进一步做头颅影像学检查及病因评估

图3-1　癫痫持续状态及临床处理流程

表 3-9　儿童 CSE 药物治疗流程

时间	临床处理	注意事项
0 min （第一步）	检查呼吸道、呼吸与循环，如可能，给予高流量吸氧，检测血糖	临床确认是否癫痫发作
5 min （第二步）	若无静脉通道，立即给予咪达唑仑 0.3 mg/kg（≤10 mg/次）肌内注射，或者 10% 水合氯醛溶液 0.5 mL/kg 灌肠；若已有静脉通路，给予地西泮 0.3 mg/kg（≤10 mg/次）	如有咪达唑仑黏膜制剂或者地西泮直肠用制剂，可由父母、照料者或急救人员在抵达医院前给药
15 min （第三步）	地西泮 0.3 mg/kg（≤10 mg/次）静脉缓慢注射	需在医院内处理，可请高年资医师再次确认是否癫痫发作
25 min （第四步）	苯妥英 20 mg/kg，静脉注射（>20 min，需监测心率、心律），或（若无苯妥英）苯巴比妥 20 mg/kg（>5 min），或丙戊酸 20 mg/kg 缓慢静脉注射（>10 min），如有效可静脉维持滴注：1~2 mg/（kg·h）（需监测肝功能）	通知 ICU 和/或高年资麻醉医师，准备行麻醉治疗
45 min （第五步）	全身麻醉+以下方法之一：丙泊酚［首剂 1~2 mg/kg，随后 2~5 mg/（kg·h）］逐渐加量至有效咪达唑仑［首剂 0.2 mg/kg，随后 0.05~2 mg/（kg·h）］逐渐加量至有效硫喷妥钠［首剂 3~5 mg/kg，随后 3~5 mg/（kg·h）］逐渐加量至有效；2~3 天后需降低滴速。在最后一次临床发作或脑电图痫样放电后继续麻醉治疗 12~24 h，随后开始减量	转入儿科 ICU

注：*参考英国 NICE 指南，根据中国临床实际修改制订。

(4)非惊厥性 SE(NCSE)的处理

持续 VEEG 监测对于 NCSE 患者的判断及治疗是必需的。针对导致 NCSE 的病因治疗是至关重要的。是否需要积极治疗 NCSE 取决于患者的预后及治疗是否可以改善预后。由于 NCSE 患者可见于多种病因及多种临床情况下,目前缺乏 NCSE 处理的统一流程,需进行个体化治疗方案的选择。主要处理原则:①积极寻找病因,进行病因治疗(例如病毒性脑炎、代谢性或中毒性脑病);②对于癫痫患者的NCSE,例如不典型失神持续状态、失张力持续状态等可临时应用镇静药物,并进行口服抗癫痫药的调整;③对于危重患者 CSE 后的NCSE,治疗原则同 CSE,应使用 CSE 三线药物(麻醉药),并在 EEG监测下进行治疗;④对于缺氧后脑损伤患者 NCSE,尤其伴有低血压者,治疗可相对保守。

(5)治疗药物用法及注意事项,见表 3-10。

表 3-10　治疗药物用法及注意事项

药物	用法	注意事项
地西泮	0.3 mg/kg(最大 10 mg)缓慢静脉注射 0.5 mg/kg(最大 10 mg)直肠给药(如无静脉通道)	5 min 可重复一次,呼吸抑制
劳拉西泮	0.1 mg/kg(最大 4 mg)缓慢静脉注射	呼吸抑制
咪达唑仑	早期 SE:0.2 ~ 0.3 mg/kg 肌内注射或鼻腔或黏膜给药(无静脉通道) 难治性 SE:0.2 mg/kg 静脉注射,5 min可重复,之后维持 0.05 ~ 2 mg/(kg·h)	呼吸抑制、血压下降

续表 3-10

药物	用法	注意事项
苯妥英	15~20 mg/kg 静脉滴注[1 mg/(kg·min),最大速度为 50 mg/min]	心血管不良反应,监测血药浓度
磷苯妥英	15~18 mg PE/kg 静脉滴注[3 mg PE/(kg·min)],最大速度为 150 mg PE/min	心血管不良反应
苯巴比妥	15~20 mg/kg 静脉滴注[2 mg/(kg·min),最大速度 60~100 mg/min]	低血压、呼吸抑制
丙戊酸	20~40 mg/kg 静脉滴注(>10 min),之后维持 1~2 mg/(kg·h)	肝功能损害,怀疑遗传代谢病慎用,监测血药浓度
左乙拉西坦	40 mg/kg(成人 2500 mg,最大 4000 mg)静脉滴注[5 mg/(kg·min),>15 min]	尚未广泛使用
硫喷妥	3~5 mg/kg 静脉注射,之后 3~5 mg/(kg·h)	低血压、心脏呼吸抑制、胰腺及肝毒性,蓄积毒性
戊巴比妥	3~5 mg/kg,之后 0.3~3 mg/(kg·h)	低血压、心脏呼吸抑制、胰腺及肝毒性,蓄积毒性
丙泊酚	1~2 mg/kg 静脉注射,5 min 可重复,累计最大 10 mg/kg,之后 2~10 mg/(kg·h)[如持续输>48 h,最大速度 5 mg/(kg·h)]	输注>6 h;警惕丙泊酚输注综合征,表现为 CK>2000 U/L,三酰甘油>500 mg/dL,进行性乳酸酸中毒(>2.5 mmol)、HCO_3^-<20 mmol/L;输注部位疼痛;可诱发不自主运动

续表3-10

药物	用法	注意事项
利多卡因	1~2 mg/kg 静脉注射,之后2~4 mg/(kg·h)	心血管不良反应
氯胺酮	1.5 mg/kg 静脉注射,5 min 可重复,最大 4.5 mg/kg,之后1.2~7.5 mg/(kg·h)	尚未广泛使用;可诱发不自主运动;呼吸抑制相对轻;增加心肌收缩力;唾液等分泌物增多

注:目前国内尚缺乏咪达唑仑鼻腔黏膜剂型、劳拉西泮、苯妥英、磷苯妥英及左乙拉西坦静脉剂型。

十、药物难治性癫痫的诊断与处理

癫痫患者经过正规的药物治疗,仍有 1/3 的患者发作不能完全控制,对患者的认知、记忆、生活质量、社会心理及儿童的生长发育等造成影响。近些年,影像学、脑电图、遗传学等诊断技术的不断提高,多种新型抗癫痫药物问世,切除性手术的疗效和安全性得到认可,生酮饮食和神经调控技术等抗癫痫措施的应用,使一些药物难治性癫痫患者的预后得到了改善。2010 年国际抗癫痫联盟发表了药物难治性癫痫的定义,并建议此类患者需转到具有一定经验的癫痫专业机构或癫痫专科医师处进一步检查评估、确认诊断。如诊断为药物难治性癫痫,需根据病因、发作类型、综合征等确定其处理原则,并将患者纳入"评估-治疗-随访-再评估-再治疗-随访"的动态管理和治疗中。

（一）定义

药物难治性癫痫目前普遍采用国际抗癫痫联盟 2010 年的定义：应用正确选择且能耐受的两种抗癫痫药物（单药或联合用药），仍未能达到持续无发作。

（二）药物难治性癫痫的诊断

根据药物难治性癫痫定义，诊断时首先强调"正规"应用两种抗癫痫药物无效。正规应用药物是指选药正确，并应用足够的剂量和足够长的时间，如果某种药物的应用未按抗癫痫药物选择原则正确应用或患者因为不能耐受该药物的副作用，在未达到药物有效治疗浓度之前停用，此种药物不能视为正规应用。

诊断时强调正规"两种"药物仍有发作的癫痫可诊断为药物难治性癫痫，是因为研究显示：未经治疗新诊断的癫痫患者使用第一种单药治疗后有 47% 能达到无发作，再使用第二种可有 13% 达到无发作，继续第三种单药治疗时则仅有 1% 的患者可达到无发作。

在药物治疗过程中出现任何形式的发作（包括先兆），或因睡眠剥夺、月经、发热等因素诱发的发作，均应视为未能达到持续无发作。

在药物治疗后多长时间没有发作，可以认定该药完全控制了发作，尚存在争议。一般认为用该药前最长发作间期时长的 3 倍时间，或 12 个月无发作（取时间更长的一项作为标准），就可认为该药治疗后发作已完全控制。

另外,诊断药物难治性癫痫时还应综合考虑药物副作用、发作对心理、生活和工作及儿童发育的影响等因素。

(三)药物难治性癫痫的病因

儿童药物难治性癫痫的病因较为复杂,易发展为药物难治性癫痫的综合征。有些婴幼儿或儿童期的癫痫综合征是由特定病因引起的,如大田原综合征(Ohtahara 综合征)由先天发育畸形引起,早发肌阵挛性脑病由先天代谢异常引起。而有些综合征可继发于多种病因,如婴儿痉挛症和 LGS 可能由染色体异常、代谢异常、结构异常、缺氧性脑病、脑炎、脑膜炎等引起。药物难治性癫痫病因的确定,有利于进一步有针对性的实施治疗。

(四)药物难治性癫痫的早期识别

根据引起药物难治性癫痫的病因和综合征的不同,癫痫患者被诊为药物难治性的癫痫的时间是不等的:有些患者很早期就可以诊断(如 LGS 等),有些因发作少需要确认药物有效的时间较长,要观察随诊很长时间才能诊断为药物难治性癫痫。早期识别药物难治性癫痫,对患者及家属进行相关知识的宣教和准备,有利于医生和家属共同商讨,制订长期治疗随访计划,动态评估病情和尽早了解和考虑除药物治疗外的多种治疗方法,改善患者的预后。如诊断为颞叶癫痫(尤其是伴有海马硬化的颞叶内侧癫痫)患者采用手术治疗获得发作完全缓解的概率明显高于长期服用药物治疗的患者,属于手术效果好的可预知的药物难治性癫痫,应尽早手术治疗。

早期识别药物难治性癫痫应从两方面考虑。

1. 易发展为难治性癫痫综合征的早期识别

临床上有些癫痫患者从诊断一开始就很有可能是难治性癫痫,而不是随病情演变发展而来的。这种难治性癫痫主要包括一些特殊类型的癫痫综合征:常见的有大田原综合征、婴儿痉挛症、伦诺克斯-加斯托综合征、拉斯马森综合征、颞叶内侧癫痫、下丘脑错构瘤发笑发作等。

2. 易发展为药物难治性癫痫危险因素的早期识别

易于成为难治性癫痫的危险因素包括:①初始抗癫痫药物治疗效果差;②年龄依赖性癫痫性脑病;③在癫痫诊断和治疗前存在频繁发作现象;④出现过癫痫持续状态;⑤长期活动性癫痫发作;⑥海马硬化、皮质发育异常、肿瘤、外伤性软化灶、双重病理等明确的病因。

(五)药物难治性癫痫的检查评估

在初级癫痫诊疗机构经药物治疗效果不佳的癫痫患者,应转诊到有条件和诊治经验的专业癫痫诊治机构或癫痫专科医师处进行进一步检查、诊断、评估和选择治疗。

1. 评估步骤

癫痫专业医师接诊药物治疗效果不佳的有发作性疾病的患者应按照以下步骤进行评估。

(1)重新考虑癫痫的诊断和鉴别诊断,排除非癫痫发作事件。

（2）按照药物难治性癫痫定义和诊断要点，综合考虑是否存在易发展成药物难治性癫痫的危险因素，排除假性药物难治性癫痫的可能，确认药物难治性癫痫的诊断。

（3）查找引起药物难治性癫痫的病因和癫痫综合征。

（4）有条件者，评估患者的认知、心理和社会功能损害程度，是否存在记忆力减退、药物严重副作用和焦虑、抑郁、精神障碍等共患病，儿童患者评估发作对患儿智力和生长发育等方面的影响。

（5）有局部结构性病灶和实施切除性手术可能的患者，需进一步评估致痫灶与脑重要功能区的关系，考虑切除性手术是否引起患者的功能障碍。

（6）根据评估结果，综合考虑各种治疗方法的疗效和可能的不良反应，制订治疗方案。

（7）制订随访计划，定期评估治疗效果，确定是否需要再次评估和再次确定治疗方案。

2. 询问病史和检查

为达到以上评估目的，癫痫专业医师接诊药物治疗效果不佳的有发作性疾病的患者应按照以下步骤进行详细询问病史和检查。

（1）详细询问病史，包括发作时的症状（先兆，症状学演变、发作频率、是否有诱因，是否有定位提示意义）、用药史（种类、剂量、疗程、是否正确选药、患者服药依从性等）、出生史、家族史、热性惊厥史、外伤史、中枢神经系统感染史、生长发育史、睡眠情况、情绪性格、不良生活习惯（熬夜、酗酒等）及其他系统疾病史等。

(2)神经系统检查和其他系统体格检查,如详细的皮肤检查有利于结节性硬化等神经皮肤综合征的诊断。

(3)实验室检查:除癫痫诊断和鉴别诊断的常规化验检查,药物难治性癫痫,尤其是婴幼儿时期的药物难治性癫痫的病因学诊断还应包括遗传、代谢、免疫/炎症等方面的相关检查。基因诊断技术的发展,使一些引起癫痫发作的遗传代谢病的诊断和针对病因治疗成为可能,并使这部分患儿的预后极大改善。

(4)脑电图检查:是癫痫诊断、鉴别诊断、发作类型和综合征诊断及定位诊断必不可少的工具。根据监测仪器和监测时间不同,脑电图阳性发现不同,建议有条件时行长程视频脑电图监测,必要时行发作期脑电监测。需注意的是:有部分非癫痫发作事件,如抽动症、屏气发作、头晕、非癫痫的精神障碍发作可以有脑电图异常表现,而一些来源于深部皮质的癫痫(如额叶内侧面癫痫、下丘脑错构瘤癫痫等)头皮脑电图并不一定有阳性发现,这时癫痫的诊断更多依赖于详细的病史。

(5)影像学检查:疑为药物难治性癫痫的患者应尽早行头部影像学检查,以帮助寻找病因。影像学检查首选高分辨率磁共振成像,包括 T1、T2、flair 等序列,轴位、冠状位、海马成像等,必要时需行薄层扫描。怀疑伴钙化的病变(如结节硬化的室管膜下结节和胚胎发育不良性神经上皮瘤常伴有钙化)可加用 CT 扫描。药物难治性癫痫患者首次到专业癫痫机构就诊或引起癫痫的病因可能是进展性疾病,可考虑重新接受有针对性的高分辨率及特殊序列磁共振成像。值得注意的是,除非怀疑有肿瘤等病因,强化扫描不应作为常规选项。另外,有20%～30%考虑为部分性药物难治性癫痫患者,在磁共振扫描上不能发现病灶,需依靠 DTI、MEG、PET、fMRI 等方法帮助定位致痫灶。

根据以上结果决定进一步治疗措施。

(六)治疗选择和动态管理

目前药物难治性癫痫采取的主要治疗措施包括以下几类。

1. 切除性外科手术

对于有明确致痫灶且致痫灶位于脑非重要功能区的手术风险较低的药物难治性癫痫患者,应尽早考虑切除性手术。包括海马前颞叶切除术、致痫灶切除、脑叶切除、多脑叶切除、大脑半球切除等。影像学没有结构性改变的部分性药物难治性癫痫,如果通过高分辨率磁共振成像、功能性影像或颅内埋藏电极等手段能够定位致痫灶的,也可考虑手术治疗。家属暂时不能够接受切除性手术治疗者,也应积极进行长程视频脑电监测和影像学检查,或到综合性癫痫中心进行评估,客观评价手术风险和治疗效果,为今后的进一步治疗提供依据。

2. 姑息性外科手术

包括胼胝体切开、软膜下横切等手术,通过阻断癫痫样放电的传导,达到减少发作频率和减轻发作程度的目的。胼胝体切开分为前三分之二段切开和全段切开。对于儿童的"跌倒发作"(包括强直、肌阵挛、失张力等发作形式)和严重影响患儿生长和智力发育的频繁的全面型发作(灾难性癫痫),可应用全段胼胝体切开治疗,可减少发作并减轻患儿因频繁发作导致的运动、语言、智力发育迟缓。如果患儿存在非功能区的局灶性病变,应一并切除,可提高治疗效果。软膜下横切主要用于致痫灶位于脑重要功能区而不适于切除性手术的患者。

3.生酮饮食

适用于儿童各年龄段发作频繁的癫痫综合征,治疗效果可使38%~50%的患儿减少50%的发作。主要不良反应包括便秘、酮症酸中毒、高脂血症、肾结石等,须在医师和营养师共同指导下应用此疗法。

4.神经调控

包括迷走神经电刺激(VNS)、脑深部电刺激(DBS)、脑皮质电刺激、经颅磁刺激等。VNS、DBS和脑皮质电刺激是将刺激仪的电极端缠绕在迷走神经上或植入颅内靶点(丘脑前核、海马等),另一端脉冲发生器植入胸部皮下,通过持续的或反射性的微弱脉冲电刺激达到治疗癫痫的目的。目前报道治疗效果为可使50%~60%的患者发作减少50%。这些手段的治疗目的为减少发作,改善生活质量,但目前价格昂贵,因此实施前要慎重评价患者的风险与收益比。

5.进一步抗癫痫药物治疗

包括应用新型抗癫痫药物和尝试多药联合应用。近20年来,新的抗癫痫药物不断出现,有一些和传统抗癫痫药物机制完全不同的药物投入市场,为难治性癫痫患者再次尝试药物治疗提供了可能。另外,手术、饮食疗法、神经调控等治疗失败的患者也应该再次尝试药物治疗的可能性。

6. 皮质类固醇激素治疗

主要用于部分儿童药物难治性癫痫,如婴儿痉挛症、获得性癫痫性失语等。

7. 其他

静脉用免疫球蛋白等。

进行药物难治性癫痫治疗选择的癫痫专业医师,应根据诊断、病因、预后、各种治疗方法的疗效、治疗风险、花费和家属的治疗意愿等进行综合评价,权衡利弊和风险收益比,决定治疗措施。当应用上述某种方法后治疗效果仍不佳者,应在正规癫痫诊疗机构根据病情再次检查评估,考虑是否可再次选择药物难治性癫痫治疗措施中的其他方法,如症状性婴儿痉挛症患者使用激素等治疗效果不佳时,可考虑是否可实施切除性手术或胼胝体切开术;而切除性手术后仍有发作的患者,再次重视药物治疗,还可使一部分达到无发作。因此药物难治性癫痫患者应处于评估—治疗—随访—再次评估—再次治疗—随访的动态治疗和管理中,并应尽早取得家属的知情和配合。

第三节　癫痫的外科治疗

一、概述

癫痫的外科治疗是应用神经外科的技术手段,采用切除、离断癫痫灶或阻断癫痫电传导的方法来控制或缓解癫痫发作的方法,主要针对的人群为药物难治性癫痫及癫痫与颅内病变有明确相关性的患者。癫痫外科是以控制或者减轻癫痫发作、改善患者生活质量为目的的干预性治疗手段,现已成为除药物治疗以外的一项最主要的癫痫治疗方法。癫痫外科治疗是癫痫治疗的重要一部分,需要明确的是癫痫手术并不是癫痫治疗的最后一环,也可能是第一个环节。癫痫外科治疗是一种有创性治疗手段,必须经过严格的多学科术前评估,确保诊断和分类的正确性。

(1)外科治疗的目的需要明确为提高患者生活质量,终止或减少癫痫发作。当然,具体每一例考虑进行手术治疗的癫痫患者,均需要明确手术的具体目标,包括手术希望终止癫痫发作还是减少癫痫发作,癫痫终止或减轻的概率有多少,是否改善患者的生活质量。

(2)目前癫痫手术的适应证尚不统一,切除性癫痫手术的适应证主要是药物治疗失败的且可以确定致痫部位的难治性癫痫、有明确病灶的症状性癫痫,同时还需要判定切除手术后是否可能产生永久性功能损害及这种功能损害对患者生活质量的影响;姑息性手术主要可以用于一些特殊的癫痫性脑病和其他一些不能行切除性手术的患者。不论是切除性手术还是姑息性手术,术前均应该运用可能的各种技术手段,仔细充分评估手术可能给患者带来的获益及风险,并且与患者及其监护人充分沟通手术的利弊,共同决定是否手术及手术方案。

(3)癫痫外科治疗的方法主要包括:①切除性手术,如病灶切除术、致痫灶切除术、(多)脑叶切除性、大脑半球切除术、选侧性海马-杏仁核切除术;②离断性手术,如单脑叶或多脑叶离断术、大脑半球离断术;③姑息性手术,如胼胝体切开术、多处软膜下横切术、脑皮质电凝热灼术;④立体定向放射治疗术,如致痫灶放射治疗、传导通路放射治疗;⑤立体定向射频毁损术,如致痫灶放射治疗、传导通路放射治疗;⑥神经调控手术,如利用植入性和非植入性技术手段,依靠调节电活动或化学递质的手段,来达到控制或减少癫痫发作的目的。神经调控相对于切除性手术的优点是可逆、治疗参数可体外调整及创伤小。目前癫痫常用的神经调控手术有迷走神经刺激术、脑深部电刺激术、反应式神经电刺激术、微量泵的植入技术及经颅磁刺激等。

(4)癫痫外科治疗后应做好患者的早期和长期随访,早期主要关注癫痫控制、手术并发症、药物治疗方案和药物不良反应,长期随访要重点做好患者的癫痫长期疗效和生活质量变化。

二、癫痫外科的手术适应证和禁忌证

(一)手术适应证

严格掌握癫痫外科的手术适应证是获得良好疗效的前提与保证。目前癫痫外科的手术适应证如下。

(1)药物难治性癫痫。

(2)病变相关性癫痫:应用现代神经影像学技术和电生理监测技术,能明确引起癫痫发作的"责任病变"。这些病变可以是先天性的,也可由后天获得,可以是单个病变,也可为多发病变。临床实践证明,即使药物可以控制发作,但今后停药后患者不发作的可能性很低,因此可以在安全的前提下,适当优先考虑进行手术治疗。

(3)可手术治疗的常见癫痫相关病变:①外伤后或各种神经外科术后癫痫,如脑膜脑瘢痕、脑软化灶,颅内异物、凹陷骨折等;②脑炎,如脑实质内炎症、脑膜炎脑脓肿后、拉斯马森综合征;③脑肿瘤,如各类发育性肿瘤,脑胶质瘤、脑膜瘤、转移瘤等;④颞叶内侧结构硬化;⑤脑血管性病变,如 AVM、海绵状血管瘤、脑缺血后软化灶、脑面血管瘤病等;⑥先天性脑室畸形、囊肿等;⑦先天皮质发育不良,如灰质异位、脑回发育异常、脑裂畸形、半球巨脑症等;⑧结节性硬化;⑨错构瘤;⑩各类脑寄生虫病。

(4)确定患者具有手术适应证后,术前必须得到患者及其家属较好的理解与配合,客观、良好的术前沟通非常重要。

（二）手术禁忌证

癫痫是否适合手术治疗和患者能否耐受手术，是确定手术禁忌证的前提。禁忌证并非绝对，伴随临床医学科学的进展，能够进行手术治疗的领域还在不断拓展。目前应掌握的手术禁忌证如下。

（1）有进展性神经系统变性疾病或代谢性疾病者。

（2）合并严重的全身性疾病者。

（3）合并严重的精神障碍、严重的认知功能障碍者。

（4）由于身体某些器官问题和/或营养状况不能耐受的手术者。

（5）确诊为良性癫痫患者。

（6）患者及其家属不同意手术。

三、癫痫外科的手术方式

癫痫外科的手术方式分为切除性手术、姑息性手术、神经调控手术及其他手术。

（一）切除性手术

切除性手术是目前开展最多的癫痫外科手术方式。实施切除性手术的前提是致痫区和功能区定位明确，且切除致痫区不会损害患者的重要神经功能。手术目的是达到临床发作消失或缓解。

1.颞叶癫痫的切除性手术

颞叶癫痫在癫痫外科中最为常见，主要包括颞叶内侧型癫痫与颞叶外侧型癫痫。根据致痫区部位的不同,主要的手术方式:①前颞叶切除术。是一种治疗颞叶癫痫的经典、常用术式。适用于致痫区(包括致痫病灶)位于一侧前颞叶区域。②选择性杏仁核-海马切除术。主要针对单纯颞叶内侧型癫痫,即一侧海马硬化的患者。③裁剪式颞叶切除。根据致痫区及致痫病灶的不同,采用不同切除范围切除颞叶皮质及颞叶内侧结构。

2. 颞叶外癫痫的切除性手术

(1)局灶性新皮质切除术:适合颞叶外局灶性病变导致的部分性癫痫。在准确定位致痫区的基础上,切除致痫病灶及致痫区后,可取得满意的手术效果。

(2)(多)脑叶切除术:(多)脑叶切除术多适用于致痫区累及一个或多个脑叶的患者。(多)脑叶切除术的范围,主要取决于引起癫痫发作的病变性质和程度、致痫区的大小及功能区的边界等情况。一般来说,在确保不损伤功能区的前提下,切除病变越彻底,发作的预后越理想。

3. 大脑半球切除术

如果致痫区弥散于一侧半球,可以选择大脑半球切除手术。它主要适用于偏侧抽搐-偏瘫综合征(HHE)、围产期损伤、一侧半球脑穿通畸形、一侧弥漫性皮质发育不良(如半球巨脑症)、拉斯马森综合征和斯德奇-韦伯综合征等。大脑半球切除术式主要包括解剖性半球切除术(改良术式)、功能性半球切除术、大脑半球离断术及大脑半球去皮质术等。

4. 手术并发症

切除性手术后有可能出现神经功能缺陷,包括颅神经麻痹、不易被患者觉察的视野缺损等情况,但绝大多数症状是暂时的。另外,手术后也可能出现偏瘫、颅内感染及颅内血肿等较为严重的并发症,但比较少见。术前准确定位功能区可以减少或者避免出现术后神经功能缺损。对已经存在神经功能缺失的患者,切除病灶多不会加重原有的功能缺失。切除性手术并发症的产生多与手术部位及手术技术有关。目前因手术而死亡的发生率已降低到约0.5%。尽管如此,癫痫外科仍然是一种有风险的手术治疗方式。

(二)姑息性手术

实施姑息性手术的前提是患者患有全面性癫痫发作、致痫区定位困难或为多灶性、致痫区位于脑重要功能区。手术目的在于减少发作次数或者减轻发作的严重程度。

1. 阻断神经纤维联系的离断性手术

(1)胼胝体切开术:胼胝体是半球间最主要的联系纤维,切断该纤维可以使失张力发作、跌倒发作、全身性强直-阵挛发作等患者明显受益。根据胼胝体切开的部位和范围,该手术主要包括全部胼胝体切开术、胼胝体体前段切开术、胼胝体后段切开术等手术方式。

(2)多处软脑膜下横行纤维切断术:是一种治疗癫痫致痫区位于重要功能区的外科手术方法。切割时应按脑回走行方向横切。容易出现的并发症为短暂性轻偏瘫、单肢偏瘫、感觉丧失、构语困难及蛛网膜下腔出血等。

（3）脑皮质电凝热灼术：是一种热损伤手术技术，通过双极电凝器镊尖释放的热能损伤大脑皮质 Ⅰ～Ⅲ 层内的水平纤维，从而切断癫痫异常放电向周围正常皮质同步化扩散的途径，减轻癫痫发作。

2. 神经调控治疗

（1）迷走神经刺激术适用于不适于外科切除性手术或不接受开颅手术且药物难以控制发作的癫痫患者。该技术损伤小，参数可体外调节，可以在手术后 2 周开始进行刺激参数的调整。目前报道，其有效率（发作频率减少>50%）一般在 45%～65%。已证明治疗时间越长，癫痫控制效果越好，治疗 5 年以上癫痫完全缓解率为 6%，同时对患者的生活质量有显著提高。

（2）反应性神经刺激器（responsive neurostimulation，简称 RNS），是首个通过监测局灶痫样放电，进行直接反应性神经刺激来抑制癫痫灶的神经调控治疗方法，已经获得美国食品及药物管理局（FDA）批准用于难治性局灶性癫痫的治疗。

（3）其他神经调控方法：慢性丘脑前核电刺激术、海马电刺激术等。由于临床病例积累较少，其作用机制、最佳刺激部位、刺激参数及长期疗效等还需进一步分析与总结。

（三）其他手术方式

1. 脑立体定向射频毁损术

当致痫区位于脑深部或脑重要结构周围时，不宜行开颅手术，立体定向射频毁损术可能是较好的选择。临床上，此类手术方法主要应用于下丘脑错构瘤和脑深部局限灰质异位引起的癫痫发作。此外，近年来此方法也被尝试性地用于采用了立体定向脑电图监测后的患者，毁损明确的发作起始点对发作有明确的抑制作用，但目前此方法仍在探讨之中。

2. 立体定向放射外科治疗

包括 γ 射线、X 射线等立体定向放射治疗。目前证明此方法对伴有海马硬化的颞叶癫痫有效，对其他适应证尚不明确。目前，此项外科治疗机制尚不完全明确，效果有待进一步证实。

（四）低龄儿童癫痫外科的特殊性

在儿童难治性癫痫，如 HHE 偏侧痉挛-偏瘫伴顽固性癫痫综合征、婴儿痉挛症、伦诺克斯-加斯托综合征等，发作多表现为次数频繁，程度严重。这些患者多属于药物难治性，而且可早期预测。目前在临床上，只要身体条件可耐受手术者，主张手术无最小年龄限制。早期手术不仅有利于控制癫痫发作，还可改善患者的大脑功能发育及有助于神经心理功能的恢复；但应在术前仔细评估手术风险。此外，儿童脑电图复杂多变，脑结构也伴随年龄的增长而变化，因此对于儿童癫痫外科，具有全方位、优秀的术前评估尤为重要。

由于先天性皮质发育障碍、半球病变等多发生在儿童患者中，儿童癫痫外科最常用术式为切除性手术，此类手术的比例要明显高于成人。此外，儿童大脑皮质的可塑性远大于成人，手术后神经功能障碍恢复的时间与程度都优于成人。

（五）癫痫再手术

癫痫再手术是针对那些药物难治性癫痫外科手术后仍有发作的病例而采取的进一步治疗措施。它不是简单的二次手术，也不是预先设计好的分阶段手术。对于初次手术而言，再手术可以是初次手术的延续，可以是其他新的手术方法，也可以是几种手术方法的联合。再手术的术前评估相对应更为谨慎与保守。

癫痫外科手术治疗存在一定的风险，实施手术的医师必须严格掌握手术适应证。通过正规的术前综合评估，精确地找出致痫区所在。之后应选择恰当的手术方式：应首选切除性手术，合理选用姑息性手术，慎重考虑其他手术方式（如神经调控、放射外科治疗等）。尽最大可能减少手术并发症。同时，加强手术后综合治疗，提高手术成功率。

三、癫痫外科手术术后的综合治疗与评估

（一）癫痫外科手术后的抗癫痫药物治疗

外科手术后均需要一段时间的抗癫痫药物维持与巩固治疗。

1. 手术后抗癫痫药物的早期治疗

手术后早期（多指术后 1 周内），由于手术本身对大脑皮质的刺激及手术导致的血液中抗癫痫药物浓度的波动，可能会出现癫痫发

作,甚至癫痫持续状态,应该给予抗癫痫药物治疗。

手术后并没有具体的药物选择标准,一般多参照抗癫痫药物的使用原则,可以继续使用术前的抗癫痫药物,也可以根据手术后可能出现的发作类型使用相对应的抗癫痫药物。

2. 手术后抗癫痫药物的长期治疗

其价值在于控制手术后可能残余的致痫区,防治有发作潜能的皮质(如刺激区)发展为新的致痫区。

(1)手术后即使发作得到彻底控制,亦应坚持使用抗癫痫药物至少2年。

(2)手术后长期抗癫痫药物的使用原则要参照术前用药进行调整,术后效果良好的患者,可将术前应用的药物种类减少,最好首先停用副作用大及术前药效较差的药物。

(3)仅留先兆发作的患者,根据发作的频率、持续时间及对患者的影响,参考脑电图情况考虑是否可以减药,并酌情延长术后服药时间。

(4)如果术后效果不佳,则应长期服用抗癫痫药物治疗,或考虑再次行手术评估。

(二)癫痫外科手术后随访和评估

癫痫外科的手术效果应该从术后癫痫发作控制情况、抗癫痫药物使用情况、脑电图所反映的脑功能改善情况、神经心理功能改善情况及因手术致残的恢复情况等几方面综合评价。其中发作的控制情况最为患者及家属所关注。

癫痫外科手术后的随访内容包括癫痫发作的控制情况、脑电图变化情况、功能缺失的恢复情况及神经心理功能的改变情况等。随访时间以手术后 3 个月、半年、1 年、2 年为好。

癫痫发作疗效的评估：目前，针对癫痫控制情况，国际应用较为普遍的是 Engel 标准。有关疗效评估的时间，公认为手术后至少 1 年为准。1 年以内者不做疗效评估。

第四节　生酮饮食疗法

生酮饮食（ketogenic diet）疗法是最古老的抗癫痫方法，几经起伏，一直沿用至今，近年来其使用和研究有复兴趋势。大量研究证明，生酮饮食治疗难治性癫痫有效、安全，尽管其作用机制尚不明晰，目前仍然是难治性癫痫患者除抗癫痫药物、外科手术和迷走神经刺激术以外的治疗选择之一。生酮饮食疗法启发人们从不同的角度研究、认识癫痫的形成和防治。

一、历史背景

人类很早就观察到饥饿能减少癫痫发作的现象。限制饮食治疗癫痫可追溯到希波克拉底时代，《圣经》新约中已有用禁食治疗癫痫的记载。然而，直到 1921 年有关禁食治疗癫痫的科学报道才正式发表。人们注意到禁食和饥饿时，体内酮体水平明显升高，用高脂肪、低糖饮食可模拟体内的这种代谢变化。因高脂肪饮食能增加体内酮体的产量,故被称为生酮饮食,使用这种饮食治疗疾病被称为生酮饮食疗法。随着抗癫痫药物的开发和使用,生酮饮食疗法曾被逐渐淡忘。多年后,尽管多种新型抗癫痫药物面世和使用,仍然有20%~30%的癫痫患者保持难治性。1994年美国约翰·霍普金斯大学医院的医生用生酮饮食成功地治疗了一例儿童难治性癫痫。引起了各界的广泛关注,又唤醒了人们对生酮饮食疗法的研究和使用的兴趣。近十来年,生酮饮食疗法的研究和应用飞速发展,人们期待通过对生酮饮食疗法的研究,从不同角度认识癫痫,治疗癫痫。

二、生酮饮食的构成和计算

生酮饮食是一种高脂肪、低糖、低蛋白的饮食配方,机体主要依赖脂肪而不是糖供应能量,脂肪提供90%以上的热量。饮食配方中脂肪与糖和蛋白质的重量比(脂肪∶糖+蛋白质)范围为2∶1~5∶1,最常用为3∶1和4∶1。3种饮食成分和总热量应根据患者年龄和活动情况个体化计算,力争满足小儿最低体重增长和最大酮症化。每日热量限制为75~100 cal/kg,蛋白质为1~2 g/kg。例如,10 kg小儿使用3∶1生酮饮食,配方计算为:

每日总热量=10 kg×100 cal/kg=1000 cal

1份3∶1饮食热量=3×9 cal+1×4 cal=31 cal/份

每日需要3∶1饮食份数=1000 cal/d÷31 cal/份=32.26份/d

每日脂肪提供热量=32.26份/d×(3×9 cal)=871 cal

每日脂肪需要量＝871 cal÷9 cal/g＝97 g

每日蛋白质需要量＝10 kg×2 g/kg＝20 g，供热量为80 cal

每日给糖量＝|1000 cal−(871 cal+80 cal)|÷4 cal/g＝12 g

因此，该小儿每日3∶1生酮饮食配方为脂肪97 g，蛋白质20 g和糖12 g；三餐每餐分别为脂肪32 g、蛋白质6.7 g和糖4 g。常用脂肪饮食包括奶油、乳脂和蛋黄酱等，选择应尽量满足患者需要和习惯喜好。传统生酮饮食多用长链脂肪酸，现研究显示中链脂肪酸也同样有效，两者疗效无明显区别。生酮饮食的计算和配制各医疗中心有所不同，除直接计算外，还可查表和使用应用软件，总之应追求最佳的个体化治疗。

三、作用机制

生酮饮食治疗癫痫有效被广泛接受，但其作用机制至今尚未完全清楚。早期人们用生酮饮食模拟人体的禁食和饥饿状态，禁食时，血糖降低，刺激胰岛素分泌，促进脂肪组织分解，使血中游离脂肪增加，进入肝脏代谢成酮体。酮体主要有β-羟丁酸、乙酰乙酸和丙酮组成。酮体被释放到血中，形成酮血症，然后再被转运到大脑，直接用于神经元的能量供应和代谢。禁食时脑对酮体的摄取能力增强，并与年龄成反比。因此，生酮饮食治疗的基础是提供大量外源性脂肪酸和限制糖的摄入量，人为地引起上述代谢变化，使脑能够直接利用酮体代谢和一些代谢产物可能的直接抗惊厥作用。

四、适用范围

1. 一线治疗

主要用于某些少见性先天性代谢遗传病,如葡萄糖转运蛋白缺乏症和丙酮酸脱氢酶缺乏症等,能有效地控制发作,为脑代谢提供能量,及早开始使用可改善智力发育和延长寿命。

2. 二线治疗和辅助治疗

(1)全身发作性癫痫:生酮饮食主要用于治疗全身症状性和隐源性癫痫,特别有助于婴儿、儿童肌阵挛性和痉挛性发作的减轻和控制。适用于生酮饮食治疗的包括伦诺克斯-加斯托综合征、肌阵挛-猝倒发作性癫痫、肌阵挛-失神性癫痫、Landau-Kleffner综合征、早发性肌阵挛脑病、婴儿严重肌阵挛癫痫、婴儿痉挛症和不伴肌阵挛的难治性失神癫痫等。以上多为儿童期难治性癫痫,开始生酮饮食治疗前应充分评估利益和风险。虽然生酮饮食多用于儿童难治性全身性癫痫,但有报道其对成人癫痫也有一定疗效。

(2)部分发作性癫痫:临床研究较少,难以准确评估疗效。因为尚无资料支持生酮饮食比新一代抗癫痫药和根治性外科手术更有效,难治性部分癫痫患者应先做手术评估,若不能做根治性手术,可考虑生酮饮食疗法。

(3)其他疾病:生酮饮食还被报道用于结节硬化、雷特综合征、帕金森病和偏头痛等疾病的治疗。

五、治疗过程

生酮饮食治疗一般从住院开始,由负责医生、营养师/护理人员、患者和家庭成员组成的医疗小组共同制订方案和实施完成。

入院前应详细采集病史、体检和做必要的实验室检查,筛查和排除可能的禁忌证,减少和避免使用与生酮饮食有不良性相互作用的药物。根据治疗方案入院前24小时应减少糖摄入量,一般从入院前晚6时开始禁食。

入院后继续禁食直到次日8时早餐(38小时),期间可继续提供液体,每隔6小时测一次血糖,即使血糖降低到25~40 mg/dl,若无明显症状,不必治疗,注意观察患者有无严重低糖易感性疾病和对酮症的适应情况。一般禁食38小时后,尿中会出现大量酮体,随即开始生酮饮食。进食首日给每日总热量的1/3~1/2,第2日给2/3,第3日进展为全量生酮饮食。禁食期是小儿和病情加重的最困难时期,关于是否需要禁食和何时给半量或全量生酮饮食,各医疗中心用法可能不同。开始生酮饮食后,患者应继续住院2~3天,指导患者和家长掌握供食技术和监护酮症状态。患者应补充钙、铁、叶酸,包括维生素D在内的多种维生素和某些微量元素,以满足生长发育需要。

出院后,常规在门诊随诊。开始时每月1次,以后视情况可逐渐延长随诊时间。每次随诊记录身高、体重、头围,定期检查肝功能、电解质、血脂、蛋白和全血细胞计数。婴儿每月、儿童每6~12个月调整热量和营养需要量。此外,疗程中一般不增加,也不应改变饮食配方。除非发作频繁持续增加或小儿体重下降。在发作控制良好时,即使体重增加,也不应改变饮食配方。检查患者是否坚持生酮饮食的常用方法是检测尿酮体,该法经济简便,很好地反映了生酮饮食状态,而与发作控制效果基本无关。

生酮饮食疗程尚无定论,一般认为发作停止后 2 年可终止,然后终止的最常见原因是治疗无效或因饮食配方太严格,难以遵守。生酮饮食应逐渐终止,突然终止和突然增加糖分可能会导致发作加重和诱发癫痫持续状态;应逐渐减少脂肪比例,直到完全停止。

六、耐受性、副作用和禁忌证

患者对生酮饮食一般能很好耐受,90% 以上的儿童保持与年龄相称的正常生长参数。酮症可抑制食欲和口渴,患者经短期调整适应后,一般很少有饥饿感。同其他抗癫痫药物一样,生酮饮食也有各种轻重不等的副作用。常见的副作用包括呕吐、腹泻、消化不良、厌食、脱水、低血糖。少见的有生长迟缓、心律失常、低蛋白血症、高脂血症、肝功能改变、肾小管酸中毒、骨密度减低等。其有无心血管长期不良作用尚无结论。生酮饮食也可与某些药物产生不良相互作用,同时服用碳酸酐酶抑制剂,如乙酰唑胺、托吡酯和唑尼沙胺等易导致酸中毒和肾结石。同时服用丙戊酸易出现肝功能异常,应谨慎并尽量避免同时使用这些药物。

禁忌证:对某些少见性代谢病患者,生酮饮食可能是致死性的,应视为禁忌证,其中包括各种脂肪、酮体代谢障碍性疾病和线粒体病,如 β-氧化缺陷、原发或继发性卡尼汀缺乏病、呼吸链障碍、生酮、解酮障碍、丙酮酸羧化酶缺乏、丙酮酸脱氢酶缺乏、磷酸化酶缺乏等。

第五节　癫痫的中医治疗

一、概述

癫痫属于中医学的"痫病"范畴,又称"痫证""羊痫风"。癫痫是脏腑受伤、神机受累、元神失控所致,以突然意识丧失,发则仆倒,不省人事,两目上视,口吐涎沫,四肢抽搐,或口中怪叫,移时苏醒,一如常人为主要临床表现的一种发作性疾病。

中医学认为本病的发生与多种因素有关,分为先天和后天两方面,而且强调"七情"为患。先天因素大多由遗传或妊娠失调、胎儿禀赋不足等引起,后天因素则包括外感六淫邪毒、情志刺激、饮食失调、外伤、脑内虫证等,也有因中风等脑部疾病诱发者。一般而言,肝、肾、脾亏虚是本病主要病理基础,由此而产生之风阳、痰火、血瘀是本病的病理因素。根据癫痫的病程阶段,从发作、休止与恢复 3 个时期分析其病机。

1. 发作期

癫痫发作期的病机主要是脏气不平、营卫逆乱、逆气所生,是"气"功能的紊乱。中医认为,人体内诸气各有其正常的运行规律。

如元气,行三焦通道分布全身,主宰人体的生命活动;经气,行经络之内;卫气行于脉之外;营气行于脉之中;胃气、肺气下行;脾气上升;肝气舒发;肾气潜藏等。若这些气反其道而行之,就可能导致逆气上巅犯脑,迷闭脑窍,引动肝风。脑为逆气所犯,则必生眩晕或跌仆。脑受迷闭而神昏目瞑,引动肝风则抽搐。

2. 休止期

是指癫痫停止发作阶段,因病情轻重而异。轻者休止期数月甚至逾年,重者休止期数日甚至按小时或分秒计算。休止期仅仅是逆气暂时消散,但由于痰、热、积、瘀、虫、惊等病因未除,而脏腑、经络、气血的功能未恢复,随时有再次发作的可能。

3. 恢复期

也称缓解期,此期指癫痫停止发作 3 年以上。这个时期将会出现 3 种情况:一是致病因素已除,脏腑、经络、气血功能正常,逆气不再产生,癫痫痊愈。二是致病因素已除,脏腑、经络、气血功能尚处于恢复之中,此时期若无特殊原因,一般也不会再犯病;若突受惊恐或其他精神刺激,感染时疫瘟毒,颅脑受伤,饮食不节,过劳或月经初潮等,有可能破坏脏腑、经络、气血的平衡,产生逆气,使癫痫复发。三是病因虽除,但脏腑、经络、气血功能受到严重影响,已经不可能恢复,其中主要是脑神受蒙,脾肾两亏。

二、中药治疗

(一)发作期

1.阳痫

主症:病发前多有眩晕、头胀痛、胸闷乏力、喜伸欠等先兆症状,或无明显症状,旋即仆倒,不省人事,面色潮红、紫红,继之转为青紫或苍白,口唇青紫,牙关紧闭,两目上视,项背强直,四肢抽搐,口吐涎沫,或喉中痰鸣,或发怪叫声,甚则二便自遗。移时苏醒,除感疲乏、头痛外,一如常人。舌质红,苔多白腻或黄腻,脉弦数或滑。

治法:急以开窍醒神,继以泻热涤痰熄风。

方剂:黄连解毒汤合定痫丸加减。

药物:黄 15 g,黄芩 9 g,黄檗 12 g,栀子 15 g,贝母 9 g,胆南星 12 g,半夏 9 g,茯苓 15 g,橘皮 15 g,生姜 6 g,天麻 15 g,全蝎 6 g,僵蚕 9 g,琥珀 1.5 g,石菖蒲 12 g,远志 15 g,甘草 6 g。

煎服法:急煎,顿服。

2.阴痫

主症:发作时面色晦暗青灰而黄,手足清冷,双眼半开半合,昏愦,僵卧,拘急,或抽搐发作,口吐涎沫,一般口不啼叫,或声音微小。也有仅见呆木无知,不闻不见,不动不语;或动作中断,手中物件落地;或头突然向前倾下,又迅速抬起;或二目上吊数秒及至数分钟后恢复,病发后对上述症状全然无知。多一日频作十数次或数十次。

醒后周身疲乏,或如常人,舌质淡,苔白腻,脉多沉细或沉迟。

治法:熄风涤痰,定痫开窍。

方剂:半夏白术天麻汤合涤痰汤加减。

药物:半夏9 g,胆南星6 g,橘红9 g,茯苓15 g,白术15 g,党参30 g,天麻15 g,全蝎9 g,蜈蚣3 条,远志6 g,石菖蒲9 g。

煎服法:急煎,顿服。

3. 脱证

主症:持续不省人事,频频抽搐。偏阳衰者,伴面色苍白,汗出肢冷,鼻鼾息微,脉微欲绝;偏阴竭者,伴面红身热,躁动不安,息粗痰鸣,呕吐频频。

抢救治疗:立即灌服安宫牛黄丸,偏阳衰者,加用参附注射液静脉注射或静脉滴注;偏阴竭者,加用清开灵或参麦注射液静脉滴注。抽搐严重者,灌服紫雪丹;喉中痰声沥沥者,用竹沥膏开水化溶后灌服。

(二)恢复期

1. 痰火扰神证

主症:急躁易怒,心烦失眠,咳痰不爽,口苦咽干,便秘溲黄,其则彻夜难眠,目赤,舌红,苔黄腻,脉多沉滑而数。

治法:清泻肝火,化痰宁神。

方剂:当归龙荟丸加减。

药物:龙胆草9 g,青黛1.5 g(冲),大黄12 g,黄连12 g,黄芩

15 g,黄檗 9 g,栀子 15 g,木香 6 g,当归 12 g,茯苓 15 g,半夏 9 g,橘红 12 g。

煎服法:每日一剂,水煎服。

2. 风痰闭阻证

主症:发病前多有眩晕,胸闷,乏力,痰多,心情不悦,舌质红,苔白腻,脉滑有力。

治法:涤痰熄风,镇痫开窍。

方剂:定痫丸加减。

药物:天麻 15 g,全蝎 9 g,蜈蚣 3 条,半夏 9 g,胆南星 6 g,橘红 9 g,石菖蒲 12 g,琥珀 1.5 g(冲),远志 10 g,茯苓 15 g,丹参 9 g,麦冬 12 g,姜汁 15 g,炙甘草 9 g。

煎服法:每日一剂,水煎服。

(三)休止期

1. 心脾两虚证

主症:反复发病不愈,神疲乏力,心悸失眠,面色苍白,体瘦,纳呆,大便溏薄,舌质淡,苔白腻,脉沉细。

治法:补益心脾为主。

方剂:归脾汤加减。

药物:黄芪 30 g,党参 15 g,白术 12 g,茯苓 15 g,炙甘草 9 g,酸枣仁 20 g,木香 12 g,何首乌 20 g,当归 12 g,远志 6 g。

煎服法:每日一剂,水煎服。

2.肝肾阴虚证

主症:痫病频作,神思恍惚,面色晦暗,头晕目眩,两目干涩,耳轮焦枯不泽,健忘失眠,腰膝酸软,大便干燥,舌红苔薄黄,脉沉细而数。

治法:滋养肝肾为主。

方剂:大补元煎加减。

药物:党参15 g,熟地黄20 g,枸杞子15 g,山药15 g,当归12 g,山茱萸15 g,杜仲15 g,龟板20 g(先煎),鳖甲20 g(先煎)。

煎服法:每日一剂,水煎服。

(四)中成药治疗

发作期用药:根据痰、热、风、火等不同病机,可以辨证选用礞石滚痰丸、医痫丸、紫雪丹、安宫牛黄丸、牛黄清心丸等药物。脱证可酌情选用参麦注射液、参附注射液;阳痫可选用清开灵注射液、醒脑静注射液等。

缓解期用药:根据心脾两虚和肝肾阴虚等不同病机,可以辨证选用柏子养心丸、归脾丸、六味地黄丸等药物。

三、针灸治疗

(一)发作期

取穴:百会、风府、大椎、后溪、腰奇。

配穴:若正在发作或昏迷者加人中、十宣、涌泉;牙关紧闭加下关、颊车;夜间发作加照海;白天发作加申脉,小发作可配内关、神门、神庭;局限性发作,配合谷、太冲、阳陵泉、三阴交;精神运动性发作,配间使、神门、丰隆、巨阙和中脘。

方法:根据病情酌情选用 4 ~ 5 个穴位,正在发作时用强刺激法,发作过后每日或隔日一次,亦可配合使用电针治疗。

(二)休止期和恢复期

1. 体针

取穴:虚证,取神门、内关、足三里、阴陵泉、三阴交、太溪、中脘、巨阙。实证,取风府、大椎、鸠尾、丰隆、太冲。

配穴:发作频繁后神情倦怠加气海,用灸法。智力减退、表情呆滞加肾俞、关元,均用灸法。

方法:每次治疗,酌情选用 4 ~ 5 个穴位,巨阙、鸠尾用平刺浅刺。

2. 艾灸

取穴:大椎、肾俞、足三里、丰隆、间使、腰奇。

方法:每次选用 1 ~ 2 个穴位,采用化脓灸法,隔 30 天灸治一次,4 次为 1 个疗程,以上各穴可交替使用。

3. 电针

取穴:同体针疗法。

方法:选择 1 ~ 2 组穴位,接通电针仪,用脉冲电刺激 20 ~ 30 分钟,隔日一次,10 次为 1 个疗程。

4. 头针

部位:根据临床表现和 EEG 检查,找到异常放电的"兴奋灶"来确定其病变发生的具体部位或区域(额、顶、枕、颞)。

方法:根据确定的异常放电部位或区域进行针刺,用捻针手法,大幅快速捻转。隔日一次,30 次为 1 个疗程。每疗程后休息 5 ~ 7 天再进行第二个疗程的治疗。

5. 按摩

发作期急则治标,豁痰顺气为主;可用手指按压四关(双合谷、太冲)、人中、少商、十宣及足拇趾、中趾、小趾侧旁敏感点,最后按压二风门、承浆,发作休止期以治本为主,健脾化痰、补益肝肾、养心安神,可用手指揉按中府、中脘、关元,重压三阴交、公孙、足三里、肺俞、心俞,并结合辨证选择有关穴位加减。

四、中医药治疗癫痫的研究进展与存在的问题

近年来中医药在癫痫基础与临床研究得到重视,存在亟待解决的问题,主要表现在以下几方面。

(一)证候及病机的研究

大样本临床调查显示癫痫病常见证候为血瘀证、风痰证、痰热证、肝肾阴虚证、心脾两虚证,主要病机为痰、风、血瘀、气虚、火(热),常见病位在肝、肾、脾、脑。

（二）抗癫痫中药的研究

文献显示,常用的中药有柴胡、川芎、丹参、石菖蒲、灵芝及其孢子粉、全蝎、莪术、钩藤、天麻、胡椒、宽叶缬草、瑞香狼毒、洋金花、银杏叶、蝉蜕、青阳参、丹皮、桂枝、代赭石、天南星、龙骨、牡蛎、石决明、半夏、甘松、乌灵菌粉、大黄、五味子等;临床治疗应用频次最多的中药为石菖蒲、天麻、胆南星、半夏、茯苓、僵蚕、钩藤、全蝎等,说明化痰药、熄风药在癫痫治疗中的应用比较广泛。

（三）存在的问题

中医药治疗癫痫有极其重要的意义,大量的临床和实验研究已经证实了许多单味中药和复方药的抗癫痫作用。但临床治疗和研究都有待深入,今后应在以下几方面加强研究。

1. 疗效判断标准与中医药疗效的系统研究

癫痫的疗效评定标准尚不统一,需结合现代医学进展,建立客观的体现中医药疗效特点的判定标准,在基础与临床多方面开展科学研究,争取呈现更多的客观评价临床疗效的循证医学证据。

2. 有效方法及方药的创新研究

目前临床治疗大部分继承了传统有效的古方,汤剂是主要剂型,也有一小部分丸剂、散剂、胶囊、冲剂等,尚需研究更多有效的治疗方法,不断总结有效方药,在继承的基础上大胆创新,提高疗效。对临床有确切疗效的抗癫痫中药进行作用的机理研究和有效成分的分离提取研究,一方面可以为临床医生的合理用药提供参考,另一方面可以进一步确定其化学结构,为新药开发打下基础。

3. 临床治疗的定位问题

目前80%以上的癫痫患者服用抗癫痫药能够有效地控制其发作,因此,中医药治疗的作用可能体现在以下几方面。首先,在控制发作的前提下减少抗癫痫西药的剂量和服用种类;其次,对于初次发病的轻型患者,可以单独使用中医药治疗进行控制;再次,对于缓解期需要撤药的患者或难治性癫痫,都可以配合中药治疗,达到增效的作用。出于患者的需求,中医药治疗癫痫的市场广阔,但需要开展大量的科学研究,提供足够的证据,以支持临床应用。

4. 市场用药质量的监管问题

文献显示我国约有超过27万的癫痫患者曾经接受过"抗癫痫中成药"的长程治疗,其中,市场上合法流通的抗癫痫中成药只占12.6%。抗癫痫中药中非法添加西药的情况较多见,大部分属于"掺西药的假冒纯中药",妨碍了抗癫痫的正规治疗,损害了患者的健康利益,更严重的是损害了中医的形象。因此,医政管理部门应大力倡导规范癫痫的中药医治疗,鼓励患者到正规的中医院就诊,服用质量有保证的中药,或在中医师指导下正确使用中药。

总之,21世纪生命科学的迅速发展,为中医学的发展提供了机遇与挑战,尤其是随着医学模式的转变,现今提倡预防为主,防治并重,中医药在预防和控制癫痫发作等方面具有很大的潜力,应该积极发挥其作用。

第四章 癫痫常见共患病

第一节 癫痫与脑性瘫痪

脑性瘫痪(简称脑瘫)是一组持续存在的中枢性运动和姿势发育障碍、活动受限症候群,这种症候群是由发育中的胎儿或婴幼儿脑部的非进行性损伤所致。脑瘫的运动障碍常伴有感觉、知觉、认知、交流和行为障碍,以及癫痫及继发性肌肉骨骼问题。

脑瘫患儿常共患多种中枢神经功能障碍,除认知和发育落后外,癫痫同样是脑瘫患儿常见的共患病之一,其在脑瘫患儿中发生率为35% ~62% ,平均为43% 。脑瘫共患癫痫患儿中超过一半是在1 岁以内首次发病,92% 的发生在4 岁之前。脑瘫患儿中的癫痫患病率高达一般儿童的5 倍,新生儿惊厥、低出生体重儿、颅内出血、脑损伤性灰白质病变及脑结构畸形为脑瘫患儿共患病的主要高危因素。脑瘫共患癫痫的发生率还与脑瘫的类型相关,其中以痉挛性脑瘫共患癫痫者占大多数,且发病年龄大多更小。

脑瘫合并癫痫的治疗原则:尽早全面控制癫痫临床发作及高度失律或 ESES 等严重癫痫性放电是防止患儿进一步遭受癫痫性脑损

伤,获取脑瘫康复最大疗效的前提及基础。在癫痫频繁发作期间,应暂时回避有可能加重癫痫发作的康复治疗。

第二节　癫痫与精神发育迟滞

精神发育迟滞主要是指一组 18 岁前精神发育不全或受阻的综合征,表现为智力低下伴社会适应困难,也可同时伴有躯体疾病或精神障碍。儿童的认知功能主要内容包括注意力、理解力、概念形成、阅读、语言、思维、学习、记忆及解决问题的能力等多方面。彼此关系密切、互有影响。总智商(FIQ)是认知能力多方面的综合体现,即反映有目的的行动、理智的思考及有效应付环境的整体的能力。

全国 0～14 岁儿童智力低下流行病学调查显示,85 170 名儿童中有 294 例癫痫患者,其中 99 例(33.7%)合并智力低下。

癫痫儿童的认知障碍主要取决于脑损害程度及长期服用抗癫痫药物;前者又与起病年龄、发作类型及发作严重程度密切相关。遗传及环境因素也有一定的作用。惊厥性脑损伤和年龄有密切关系,正在发育的脑组织最易受到癫痫发作时神经元异常放电及氧、葡萄糖代谢异常的损害。此外,为年龄越小,对患儿受教育程度的影响就越大,学习、生活、社会环境和家庭教育等非智力因素刺激少,降低了对大脑发育的促进而影响了大脑功能。所以起病年龄早的患儿,其智力低下的发生率亦较高。家庭、社会环境对患儿的认知和学习潜能的发挥也有重要的影响,当癫痫儿童得不到正确对待,而失去学习的勇气和兴趣,也可致认知能力下降。

常用的抗癫痫药物对认知功能和行为的影响以苯巴比妥最为显著,传统的抗癫痫药物苯妥英钠、卡马西平等均对认知功能有影响。值得注意的是新一代抗癫痫药物如托吡酯对认知功能的负向影响,Kanner等观察了596例采用托吡酯进行联合药物治疗的癫痫患者,发现其中247例(41.5%)表现有认知方面的副作用。因此在进行抗癫痫药物治疗时,一定要考虑到长期用药对智力的影响。

第三节 癫痫与孤独症谱系障碍

孤独症谱系障碍(autism spectrum disorder)是一组广泛发育障碍性疾病,起病于婴幼儿期,以社会互动障碍、语言沟通障碍及反复刻板行为和局限性的兴趣狭窄为核心特征,包括孤独症、阿斯佩格综合征、雷特综合征、非典型孤独症和其他童年瓦解性障碍等具有全部或部分核心特征。可依据精神障碍诊断标准做出诊断。

癫痫共病孤独症谱系障碍非常常见,为20%～25%。智力障碍是两者共病的重要危险因素;婴幼儿期及学龄前期两者共病率高。

癫痫共病孤独症谱系障碍遵循传统的癫痫治疗原则,抗癫痫药和苯二氮䓬类治疗有效果。

共病患儿对抗癫痫药的治疗反应可能与单纯的癫痫患儿不同。3种及以上抗癫痫药联合使用对控制共病患儿的癫痫发作疗效甚微。

抗癫痫药也可以改善共病患儿的情绪不稳、攻击、冲动、自残、刻板重复行为等精神行为症状。

共病患儿出现经药物治疗难以控制并对生活造成严重影响的精神行为问题时也可以考虑外科手术治疗。

第四节　癫痫与注意缺陷多动障碍

一、注意缺陷多动障碍的临床表现及诊断

注意缺陷多动障碍（attention deficit hyperactivity disorder,ADHD）是儿童期最常见的一种行为障碍,以与发育水平不相称的注意缺陷、冲动及多动为核心症状,可以合并品行障碍、对立违抗障碍、情绪障碍及学习障碍等。ADHD 的核心症状是注意缺陷、多动和冲动。

1. 注意缺陷

主动注意保持时间明显低于正常发育。常表现为上课时不专心听讲,易受环境的干扰而分心。背诵困难,做功课拖拉、粗心、边做边玩。轻度注意缺陷时可以对自己感兴趣的活动集中注意,如看电视、听故事等;严重注意缺陷时对任何活动都不能集中注意。

2. 多动

在需要相对安静的环境中,活动明显增多。表现为上课坐不住、小动作多、话多等。常严重影响课堂纪律。多动表现随年龄的增长

可能逐渐不明显。

3. 冲动

说话唐突,行为鲁莽,做事不顾后果,不能忍受挫折和等待,出现危险举动或破坏行为,事后不会吸取教训。

ADHD 常共患对立违抗、品行、焦虑等心理障碍,以及学习障碍和抽动障碍。智力低下与孤独症患儿也可伴有 ADHD。

ADHD 诊断主要依赖于临床访谈和行为观察。需要尽可能全面地获得儿童的发育过程与行为特点、生长与教育的环境及疾病史和家族史等。行为量表与神经心理评估可以帮助筛查和诊断。需要对可能的共病进行评估与做出诊断。由于缺乏特异性的检查与测验,诊断依赖于对影响儿童正常生活的异常行为的判断。目前国际上较通用的诊断标准有世界卫生组织的《国际疾病分类》(international classification of diseases, ICD)和美国精神病学会的《精神障碍诊断和统计手册》(DSM)两大系统。

二、癫痫儿童共患注意缺陷多动障碍的发生率

癫痫儿童共患 ADHD 的发生率各研究报道差异很大,约 30%(13% ~70%),与纳入研究的患儿数量、纳入标准(部分研究将癫痫合并智力障碍患儿排除)及对 ADHD 症状的判断标准不一有关。

三、癫痫儿童共患注意缺陷多动障碍的临床表现与单纯注意缺陷多动障碍的差异

癫痫儿童共患 ADHD 与无癫痫的 ADHD 儿童有两点不同。

1.临床分型差异

部分研究提示注意缺陷为主型 ADHD 在癫痫儿童中明显多于混合型,而一般 ADHD 儿童中以混合型为主。

2.性别差异

无癫痫的 ADHD 患儿存在明显的性别差异,比例为男 : 女(2~9):1,而癫痫共患 ADHD 的患儿无性别差异。

四、癫痫共患注意缺陷多动障碍的相关因素

癫痫与 ADHD 症状之间的关系并未完全阐明。部分儿童于第一次癫痫发作前即存在 ADHD 表现,提示很可能存在脑功能发育障碍等共同病因。目前关于癫痫与 ADHD 共患的相关因素的分析研究结果也不完全一致。

1.癫痫/癫痫发作相关变量

局灶性癫痫与全面性癫痫是否存在 ADHD 发生的差异不确定性;有研究认为额叶癫痫较其他局灶性癫痫更易发生 ADHD,且与 EEG 放电量有关;癫痫发作频率与 ADHD 的发生亦无确切相关性;癫痫病程与 ADHD 发生亦无确切相关性。

2. 抗癫痫药

某些药物确实可能存在精神、行为、认知方面的不良反应,尤其是联合治疗或剂量较大时,但患儿对药物的反应个体差异较大。在诊断 ADHD 时,需尽可能优化抗癫痫药的使用,避免不合理的联合治疗或过量的药物使用。

3. 癫痫合并智力障碍

合并智力障碍的癫痫儿童共患 ADHD 的发生率更高,但确切的发生率不同研究也很不一致。主要问题是目前缺乏针对智障儿童的有效的 ADHD 诊断量表。

五、诊断癫痫共患注意缺陷多动障碍需注意的问题

癫痫儿童共患 ADHD 的诊断仍需依靠世界卫生组织的《国际疾病分类》(international classification of diseases,ICD)和美国精神病学会的《精神障碍诊断和统计手册》(DSM)这两大系统。但需要先排除是否为其他因素所导致的类似 ADHD 症状,而并非 ADHD 这一疾病。

诊断前需注意以下几点:①认真的病史询问;②应由精神心理医生进行评估;③长程 EEG 以排除频繁的微小发作;④抗癫痫药物血药浓度、血生化检查排除抗癫痫药物过量或其他生化代谢异常(如低血糖、低钠血症)对认知及行为的影响;⑤排除其他可能导致的行为改变,例如是否存在睡眠障碍等。

六、癫痫患者共患注意缺陷多动障碍的治疗

主张尽早治疗。中枢兴奋剂哌甲酯是目前最主要的 ADHD 治疗药物,对于无癫痫的 ADHD 患儿核心症状的控制率大于75%,但对于癫痫儿童缺少较大规模的对照研究数据。虽然有实验研究认为哌甲酯可能降低惊厥发生的阈值,但目前大多数观点认为对于发作控制相对良好的患者可以应用哌甲酯控制 ADHD,但对于发作频繁的患儿目前尚有争议。其他治疗 ADHD 的药物例如盐酸托莫西丁等对于癫痫共患 ADHD 的治疗更加缺乏临床的研究数据。在兴奋剂治疗前,应该记录基础癫痫的发作情况及抗癫痫药物的血药浓度,并在药物治疗后密切监测上述指标的变化,与家长充分沟通。除药物治疗外,强调综合治疗,包括环境心理社会治疗,识别有无共患其他心理问题(如焦虑、抑郁双相情感障碍等),也应给予相应的干预。

第五节　癫痫与偏头痛

癫痫人群中偏头痛的发生率高达8.4%~23.0%,而偏头痛人群中癫痫的发生率高达1%~18%,其中先兆性偏头痛患者合并月经性癫痫的可能性更高。

癫痫和偏头痛都是发作性疾病,两者的发生有很多共同的影响因素,如劳累、闪光刺激、睡眠剥夺、情绪问题等。与癫痫共病的偏头痛症状往往更严重,发生视觉先兆和畏光、畏声现象更频繁。

癫痫共患偏头痛的治疗关键是针对癫痫进行治疗,积极控制癫痫发作,尤其是儿童,可减少偏头痛的发生。癫痫和偏头痛是两种不同的病症,但两者可能存在共同的发病机制,因此,认为抗癫痫药可以同时治疗两种疾病,如托吡酯和丙戊酸钠已被证实可用于偏头痛的预防。

第六节 癫痫与抑郁障碍

癫痫患者中抑郁障碍患病率高达 30%,发生率比普通人群高 5~20 倍,癫痫患者的自杀率也明显高于普通人群。共患抑郁障碍的癫痫患者发生耐药性癫痫的概率也更高。

癫痫与抑郁共病与遗传、社会心理因素有关,发生机制涉及神经生化、神经解剖结构异常。目前认为海马硬化、下丘脑-垂体-肾上腺(HPA)轴功能缺陷、神经递质合成、释放及传递异常及细胞内转导通路异常均可致癫痫共患抑郁障碍。

根据癫痫与抑郁发作的时间分布,可分为发作前期、发作期、发作间歇期及发作后期抑郁。发作前期抑郁常于癫痫发作前数小时至 2 天内发生,报道少;发作期抑郁主要见颞叶癫痫患者,发生率达 10%,常被当成发作先兆;发作间歇期抑郁出现在两次癫痫发作之间,患病率达 40%~60%,临床表现不典型,多样化;发作后期抑郁于癫痫发作后 1 小时出现,可持续至癫痫发作后 15 天,多见于额颞叶癫痫,发生率仅次于发作间歇期抑郁。严格意义的癫痫共病抑郁障碍不包括以抑郁症状为表现形式的癫痫发作。

证据推荐对癫痫合并抑郁的患者在服用抗癫痫药的同时积极采用抗抑郁药物治疗，并且可以辅以其他非药物治疗。其中选择性5-羟色胺再摄取抑制剂及5-羟色胺和去甲肾上腺素再摄取抑制剂可明显改善癫痫患者的抑郁症状，且对其癫痫发作的影响不大。癫痫患者添加抗抑郁药治疗时要注意抗抑郁药之间的相互作用，应尽量选用低剂量且药物相互作用小的抗抑郁药。某些抗癫痫药如丙戊酸钠、卡马西平和拉莫三嗪也有稳定情绪的作用，对合并抑郁症的癫痫患者在不违背治疗原则的前提下可首选这些药物作为单药或添加治疗。

药物治疗无效的患者以电休克治疗往往有效；迷走神经刺激术可用于治疗难治性癫痫，现认为也可用于药物及电休克治疗效果均不佳的抑郁症。心理治疗不但能改善患者的抑郁状态，而且可能减少癫痫发作的频率，具体的心理治疗方法应该由精神科医生做出决策，并尽可能让患者家属理解和参与。

第七节　癫痫与焦虑障碍

焦虑障碍（anxiety disorders）是以焦虑症状为核心表现的一组疾病。常见癫痫共患焦虑障碍类型有广泛性焦虑障碍、惊恐障碍、社交焦虑障碍、创伤后应激障碍和强迫障碍。可依据精神疾病诊断标准做出诊断。

癫痫患者共病焦虑障碍很常见,为 14%～25%。与边缘系统、GABA 受体功能、钙通道的调控改变和社会心理的影响有关。

癫痫共病焦虑障碍应用抗抑郁药、苯二氮䓬类药物和心理疗法治疗有效,药物合并心理治疗是共患焦虑障碍的最优选择。

选择性 5-羟色胺再摄取抑制剂类抗抑郁药对共病惊恐障碍、社交焦虑、创伤后应激障碍、强迫障碍及广泛性焦虑障碍均显示有疗效,苯二氮䓬类药物对共患广泛性焦虑障碍、三环类抗抑郁药中的氯丙咪嗪对共病强迫症的疗效较好。

认知行为的治疗可以用于所有共病焦虑障碍的治疗,特别是慢性焦虑。其他心理治疗的方法包括行为调整、短程的针对症状的治疗和健康教育尚在探索中。

抗抑郁药可能诱发癫痫。不稳定的癫痫患者应避免使用,抗抑郁药使用中出现癫痫发作需停用抗抑郁药。抗抑郁药的使用建议由神经科医生与精神科医生共同参与进行。

第八节　癫痫与双相情感障碍

双相情感障碍(bipolar disorder)以心境显著而持久的高扬或低落为基本特征,发作时表现为心境高涨、精力和活动增加,或表现为心境低落、精力降低和活动减少,发作间期通常以完全缓解为特征。可依据精神疾病的诊断标准做出诊断。

癫痫患者约 10% 可以出现双相情感障碍的症状,是正常人群的

7倍。共病患者双相情感障碍症状较突出的表现为易激惹、愤怒、欣快和夸张。情绪稳定性不良和激惹性的增高表现突出，可以在没有明显外界刺激和没有明显意识障碍的情况下出现暴发性的激情发作和攻击行为。可有典型的双相情感障碍发作性病程特点，也可自行缓解或慢性化。

共病患者在适宜的抗癫痫药治疗的基础上选择情感稳定剂治疗。药物加减量宜缓慢，并检测抗癫痫药的血药浓度。共病双相抑郁的患者可在情感稳定剂充分治疗的基础上合并抗抑郁药改善抑郁症状。

癫痫共病双相情感障碍中锂盐的使用应慎重。锂盐对癫痫阈值有潜在的影响，锂盐合并卡马西平或抗抑郁药也有不良反应的发生，使用中要定期监测血锂浓度。精神药物使用建议征询精神专科医生的意见。

第九节　癫痫与精神病性障碍

癫痫共病精神病性障碍（psychotic disorders）是指癫痫患者同时患有以精神病性症状为主要临床表现的精神病或综合征。以精神病性症状为表现形式的癫痫发作不属于癫痫共病。

癫痫患者共病精神病性障碍可达4%～30%。家族精神病史阳性、伴有神经发育异常的患者共病多见。

癫痫类型、发作形式与共病精神病性障碍有关。颞叶癫痫复杂部分性发作常见精神障碍;长病程者、局灶性发作精神障碍较多见;精神障碍可能与某些抗癫痫药使用有关。

　　共病精神病性障碍的治疗与癫痫的治疗密切相关,适宜的抗癫痫药仍应继续使用。癫痫后精神障碍短期使用抗精神病药可以减少并发症和降低病死率,癫痫发作间期精神障碍可能需要在精神专科医生的参与下较长时间的抗精神病药治疗。

　　共病患者抗精神病药使用剂量取决于患者的耐受性和疗效。一般要小量起始缓慢加量;关注药物的相互作用;关注对癫痫发作阈值的影响;加药或突然停用抗精神病药应监测抗癫痫药的血药浓度变化。共病患者抗精神病药使用时间与精神症状的发作和持续时间有关,一般认为症状完全缓解6个月以上可以考虑缓慢减量,若为多次发作则用药时间更长。共病治疗决策还取决于精神症状的严重程度及对生活的影响。若患者的精神症状并未影响正常生活,社会心理功能依然保持,可以暂不用抗精神病药;若患者完全沉浸其中并会因此造成对自己和他人的伤害,则有必要使用抗精神病药。抗精神病药使用建议由神经科医生与精神科医生共同参与进行。

第五章　家庭生活护理保健

在与癫痫的对抗中,患者并不孤独,爱与支持来自亲朋好友,勇敢与乐观是他们强有力的武器。当您或您的亲人朋友患有癫痫,您或许为癫痫的难以控制而焦虑不安;或许为癫痫不分时间、地点、场合突然的发作而提心吊胆、不知所措;或许为孩子的智力发育、身心健康、学习、工作、婚姻等忧心忡忡……每个人都会有各自不同的经历,但每个患者都应为战胜顽疾而不懈努力。要战胜癫痫,你必须了解它,并以一种正确的态度对待它。癫痫只是一种疾病,它并非人们想象中的那般可怕。历史上有数位获得过诺贝尔奖的科学及文学大师,甚至诺贝尔本人都患有癫痫,可见一般性的癫痫并不会影响您对人生目标的追求;因此,患有这种病的人没有理由自卑或羞怯,何况今天,医学的飞速发展已向我们证明:癫痫是可治之症。

医护人员在诊疗、护理过程中,应加强与患者及家属的沟通,不断进行形式多样的健康教育,使他们能正确地对待疾病,最终战胜疾病。

第一节 护 理

一、一般护理

俗话说:"三分治疗,七分养",任何一种疾病都是医疗和护理的统一,治疗和保健的一致才能获得良好的效果。

患儿的父母要正确认识癫痫,许多父母当听到医生给自己的孩子下癫痫的诊断时,真如晴天霹雳,感到困惑,难以置信,怀疑医生是否诊断错了,患儿的父母认为家里祖祖辈辈无此病,并想出许多所谓的理由解释这不是癫痫发作。但一次次的发作后也不得不承认孩子患了癫痫,这时父母产生耻辱感,见不得人,要竭力隐藏病情,掩饰服药情况,怕受到外界的侮辱及歧视,把孩子长期居于家中而远离社会,使患儿学习不到复杂的社会交往能力,这些做法是错误的。父母应帮助患儿建立良好的生活秩序,教育患儿建立按时服药的习惯及高度的自尊心,让孩子过着欢乐的童年生活。对有智力障碍的孩子,也要采取鼓励的方法,鼓励他们表达自己的想法,因势利导他们的兴趣、爱好、发挥各人的特长。但也要避免过度保护,要加强多方面的训练,每个家庭成员对癫痫患儿都要关心爱护,达到相互理解,使癫痫患儿有一个良好的心理状态。提醒并督促患儿按时服药,养成良好的生活习惯,按时作息,保证充足的睡眠,避免过度的脑力、体力劳动,要劳逸结合,防止精神刺激。饮食要节制,多吃清淡、富含维生素饮食的,达到膳食平衡,不让患儿暴饮暴食;发作基本控制的患儿,适当参加体育锻炼及户外活动,以增加身体健康。

家长要尽可能像对待家庭中别的成员一样对患儿,对其负起责任,令其享有平等的权利。务必花时间让其与别的小朋友来往交谈。向患儿讲解癫痫病的一些情况,鼓励他们提问题。他们对此病可能有许多错误概念,需要家人详细解释,传授癫痫有关的新知识,告知癫痫是可治之症。家长要关爱癫痫患儿,使他们健康成长。

二、癫痫发作先兆的护理

癫痫大发作前,往往出现前驱症状及先兆症状,前驱症状指发作前数小时或数日,患者出现全身不适,易激怒、烦躁不安、情绪忧虑、常挑剔别人或抱怨他人等;先兆症状指大发作前数秒钟内患者出现幻觉、错觉、自动症或局部肌肉阵挛抽动。当出现前驱症状时,患者家属一方面要做好心理难备,帮助患者稳定情绪,以免其惹是生非;另一方面可以临时加大原服抗癫痫药物剂量或在原服药的基础上临时加服一定量的地西泮或苯巴比妥,以预防发作。

当出现先兆症状时,采取任何措施预防发作已为时过晚,只好做大发作的护理准备,以保证患者发作时不致损伤头、舌、躯干及四肢。

三、大发作的护理

大多数癫痫发作本身不会对患者造成严重伤害,而且可以自行缓解,停止发作。

1.需及时联系医院急救中心的情况

如果出现下列情况,务必及时联系医院急救中心。

(1)全身性发作持续5分钟以上。

(2)癫痫在短时间内反复发作数次。

(3)患者在发作时伤到自己。

(4)糖尿病患者或孕妇发生癫痫。

2.采取措施

虽然患者的家属和朋友无法人为地让癫痫发作停止,但可以采取下列措施避免患者出现进一步损伤。

(1)保护舌部,应抢在患者出现先兆症状前,将一块包有纱布的压舌板(长约20 cm,宽1.5 cm,0.3~0.5 cm边缘圆钝的竹板或木板)放在患者的上、下磨牙之间,以防阵挛期将舌头咬伤。若先兆期未放上,强直期患者在张口时也应放上,到阵挛期不宜放入。压舌板压住舌头防止舌后坠堵塞呼吸道。

(2)当发现有先兆症状时,应迅速让患者平卧于床上,或就近躺在平整的地方。发现患者要倒时,应立即顺势让其倒下,防止突然摔倒造成损伤。用柔软的东西,如枕头或外套保护患者的头部。

(3)患者强直期头多过度后仰,下颌过张,可造成颈椎压缩性骨折或下颌脱臼。这时应一手托着患者的枕部稍用力,以阻止其颈部后仰,一手托其下颌,以对抗其下颌过度张开。

(4)癫痫大发作时呼吸道分泌物较多,易造成呼吸道阻塞或吸入性肺炎。发作开始,将患者头侧向一方,以便分泌物自然流出。此外,应将患者的衣领及扣子皮带解开,并取掉眼镜,保持呼吸道通畅。

(5)阵挛期患者四肢肌肉收缩,易造成关节脱臼和四肢擦伤。这时可适当用力按压四肢的肩、肘、髋、膝大关节处,限制其抽动幅度,以防骨折。

(6)发作抽搐停止后,经过几分钟、几十分钟或几小时后完全清醒,尽量安慰患者使其放心。有些患者处于昏睡状态,只需让其舒适安静入睡即可。还有一些患者则处于朦胧状态,出现无意识、无目的的冲动、破坏行为,应给予镇静剂。

请不要这样做:①不要在患者嘴内放任何东西,比如喂他吃药喝水;⑦不要按住或捆绑住患者的四肢,阻止身体的抽搐。

四、精神运动型癫痫发作的护理

精神运动性癫痫发作表现的形式多种多样,针对不同形式的发作采取不同的护理措施。

(1)短暂的精神运动件发作,如单纯意识障碍发作、单纯记忆障碍发作、强迫性思维、口咽自动症等,一般无严重行为问题,不致对患者本身及周围的人或物造成损害,一般不需特殊护理。

(2)较为复杂的发作,如夜游或漫游,其行为无一定的目的性,有时无自我保护能力。遇有这类发作时,应对其行为加以限制;如不能强行限制时,至少应有人跟踪其行动,以防意外。

(3)精神运动性兴奋发作时,患者产生病理性激情,可突然暴发冲动行为,有时发生自伤、伤人、毁物、自杀、杀人。遇有这类发作时,应立即采取紧急措施,严格限制其行为,以免造成严重后果。

总之,精神运动性癫痫发作时患者意识都很不清楚,劝说其停止某种行为是不能的,采取某些办法中止其发作也不会立即奏效,只有采取适当的防范措施,才能确保患者本身及周围人物的安全。

第二节　提高生活质量

一、提高癫痫患儿的生活质量

世界卫生组织将生活质量定义为在与个人生活、奋斗目标、期望值、思想和价值标准相关的特定文化和价值系统下,个人对其社会位置的客观感知。癫痫发作的突然性、反复性和不可预知性,以及对癫痫患者可能造成的认知功能损害和心理负担(如患者存在的羞耻感问题),与其他慢性病相比,对患者的生活质量产生更为强烈的影响。而长期照料患者、社会歧视等因素同样也给其家人带来沉重的经济负担和巨大的心理压力。要想提高生活质量,控制发作是前提,要达到这个目的应该进行正规治疗,约有20%的患者经治疗虽不能控制发作,但可减少发作频率,降低发作的严重程度。还应开展科普教育,对象包括患者和他们的家属,学校的老师及各种服务行业从业人员,向他们讲解如何认识癫痫,正确对待。

一旦决定治疗,医生就要对患儿及家长讲清该种抗癫痫药的性质,用药方案和副作用,以及可能转归和注意事项,特别要强调按时规律服药,因为半衰期短的药物,即使少服一次,都可能重现发作。还要求患儿坚持合理的生活制度,同家长甚至患儿的老师一起帮助他消除紧张、恐惧、任性、自卑等心理障碍,激发患儿乐观积极的精神,只有取得他们的充分配合才能保证成功的治疗。此外,开始治疗前要做肝肾功能、血常规及皮肤、齿龈、淋巴结在内的详细体检,以便服药后出现副作用时作为对照。

对于癫痫儿童,应该培养他们的生活自理能力,给予照顾的同时应像对正常孩子一样,根据他们的年龄教会其自己穿衣服、洗脸、上厕所及整理房间,做力所能及的家务劳动。过度关照反而降低他们的生活质量,一旦离开父母完全没有生活能力。限制患儿参与户外活动是普遍存在的误区,不让他们游泳、骑自行车、玩各种球类等,担心如果运动中发作会受伤。这样一个什么都不会的孩子,他们该如何生活? 给社会遗留的是负担,给患者遗留的是艰难。

平息家庭矛盾是提高患者及全家人生活质量不容回避的问题。家中有一个癫痫患儿,就会给全家的生活蒙上了阴影。患儿每次发作都给全家带来恐惧的气氛,患者看病需花钱,种种矛盾由此而生。癫痫患儿家庭中的每一位成员都应以平静的心态对待这个现实,俗话说每家都有一本难念的经,只是情况各异。患者家庭每人都要调整心态,同舟共济,正确理解癫痫是种病而不是灾难,疾病谁也不可避免,家庭矛盾均可化解。

从家庭扩大到社会,每个人都应对癫痫患者给予同情与帮助,创造一个宽松的环境,使其获得人们的尊重和关爱,也得到同情及帮助,共同努力能提高患儿的生活质量。同时,也要充分地利用一些社会资源,如国际癫痫病友会(IBE)(http://www.ibe-epilepsy.org),它是国际范围的病友会组织,已有五十余年的历史。它的宗旨是以对癫痫患者的理解和照护代替对癫痫的恐惧和忽视。中国抗癫痫协会(CAAE)(http://www.caae.org.cn)于2012年成立了癫痫病友会。它的宗旨是:联系广大癫痫患者及其家属、癫痫专业工作者和社会各界有关人士,联合相关学会、协会,承担起为癫痫患者服务,造福患者和社会的使命,以提高癫痫患者及其家属的生活质量、减轻家庭及社会负担为工作目标。

二、癫痫患儿饮食的注意事项

癫痫患儿不需要特殊饮食,平时要保持合理营养,蛋白质、脂肪、糖类、矿物质、维生素、纤维素等都要保证,以达到平衡膳食。家长不要因为孩子有病就对其迁就、百依百顺,而养成孩子偏食、爱吃零食的习惯,导致孩子营养不全面。孩子也不需要吃人参、鹿茸、蜂王浆等补品,这些对儿童没啥好处。癫痫患儿不需服用特殊营养品,只要不挑食、偏食,一日三餐,正常饮食就行了。

癫痫患儿应有良好的生活习惯,避免暴饮暴食、过饿。食物以清淡为宜,不宜辛辣。一次大量饮水易产生饱胀感和一过性"脑水肿"状态,使原有惊厥阈值下降,诱发癫痫发作。一般饮水量不会引起发作,一次喝一两杯水是没有关系的。饮食不要太咸,吃盐了喝水就多,以致诱发癫痫发作。有些患儿经过服药,病情已控制得很好,长时间未发作,但过年或过生日,胡乱大吃一通,结果引起发病。这里讲的孩子不要过食,并不是说越少越好,平时还要让孩子吃饱,不必限制正常饮食。过度饥饿可使血糖降低,使脑的能量供应减少,发作阈值降低,而诱发癫痫发作。嗜茶者应以清茶为好,咖啡需要淡一点,要加些牛奶饮用,不论什么饮料,都不应喝大量。有人说癫痫患者不能吃羊肉及海鲜等"发物",那是没有科学根据的无稽之谈。

酒类的主要成分是乙醇,它对高级神经活动有直接抑制作用,使大脑的工作能力降低。癫痫发作是由于大脑皮质有"停滞性病理兴奋灶"。在喝酒时或其他外界诱出作用下,这种"停滞性病理兴奋灶"逐渐兴奋起来,并向周围扩散,当兴奋扩散到皮质某一运动区时,就引起某一肢体甚至全身性抽搐发作,因此癫痫患者应禁饮一切酒类及含乙醇的饮料。

三、癫痫患儿要有充足的睡眠

癫痫患儿的生活要有规律,特别是要保证充足的睡眠,晚上不要熬夜,并养成每天按时睡眠的良好习惯,因为睡眠不足是常见的诱发癫痫发作的因素。如有病未睡,次日就因严重的犯病被送医院。睡眠缺乏还可使脑皮质功能紊乱,神经元受到明显刺激,使原有的发作阈值降低,诱导癫痫发作。因此,癫痫患者一定要养成良好的睡眠习惯。

有条件的话,癫痫患儿午后可有个小睡。另外注意睡眠的姿势,培养仰卧或侧卧位睡眠姿势习惯,尽量避免俯卧位把脸趴在枕头上睡的姿势,特别是夜间发作频繁的患儿更应避免。患儿所用的枕芯应硬些,如用荞麦皮枕头,以免夜间睡觉时发作,脸压在枕头上阻塞呼吸道。

四、癫痫患儿可以上学

经适当的治疗,约60%的患儿可获得完全控制,30%左右减轻或减少发作。早期治疗效果好,通常药物和疾病对患儿的智力影响很小,所以,癫痫患儿可以一边治疗,一边继续上学。

一般情况下,癫痫患儿可以入学。学习、思考、记忆等活动不会诱发癫痫发作,大脑也不会因为学习而"累坏了"。老师对在学校生活的患儿,应像对待正常孩子的要求一样,要求他们遵守纪律,参加考试,可逐步升级,直到上大学,参加工作,成为国家有用的人才。不应该让癫痫患儿自感特殊,虽然上了学,但老师对自己没有要求,上课不被提问,作业能否完成无所谓,也不参加考试,不记成绩,只是跟着班里其他同学逐年"升级"的旁听生,这样会使患儿产生自卑心理,不利于他和周围同学的交往,容易造成心理障碍。

尽管大部分癫痫患儿智力正常,但其中一部分属班上后进生,即学习中下等的同学。对于这部分孩子,老师和家长都应具有爱心和耐心,对于计算能力差的孩子,家长和老师多鼓励孩子在语文、历史、地理上努力,而对于阅读能力差的孩子,应加强数学、物理方面的学习,以使孩子学有所长,便于今后的成长和就业。

据国外统计,95%的癫痫患儿在普通学校学习,在智力和学习两方面与其他儿童没有区别。但也不能否认一定比例的癫痫患儿智力有欠缺,其中约52%的患儿学习困难,其阅读能力比正常儿童晚1~2年。尤其癫痫发作频繁的患儿学习困难更为突出。对这部分患儿需要给以特殊照顾。家长应及时找医生看服的抗癫痫药是否合适,此外,也要注意是否为药物的副作用引起患儿注意力不集中、记忆力减退等。对这部分孩子,家长及老师应采取及时补课,强化教育的方法,注意进度不要快,要求不宜高,以培养兴趣、爱好为目的,以使孩子今后成为对社会有用的人,自食其力的人。

癫痫患儿可以参加学习、与朋友交往,也可参加学校组织的各种活动,像郊游、夏令营、参观及课外文娱活动,还可以做一些力所能及的社会工作,如负责出墙报,打扫卫生,担当某课的课代表。这本身也是一种心理学的治疗和教育,从而避免患儿情绪紧张和自我抑制。

癫痫性格变态患者,常表现易于激动、性格离奇,精神症状表现为不好好学习,成绩较差,常反抗老师或与同学争吵,需进行专业卫生知识及精神卫生指导。另外,癫痫患儿在初级教育的基础上,可以进高等学校接受教育,但应充分考虑医生的意见及患儿的学习能力,强调患者专业选择和学习期间的治疗。事实表明,癫痫患者经过学习和实践,不仅可发挥固有的专长才华,而且有能力创造美好的未来。

如果患儿伴有智力障碍,无法参加普通学校的学习,根据情况在特殊教育学校就读,使他们将来可以自立于社会。

癫痫患儿在学习期间应注意不要过于劳累、紧张，家长不要给孩子提出过高的要求，例如"这学期数学要达到90分"这类的要求，要考虑孩子过去的学习情况和身体的承受能力，只要他努力学习就行了。学习期间的生活要规律，保证充足的睡眠，一日三餐定时，一定要吃早饭。

若是患儿癫痫发作特别频繁，用药不能控制，就不宜去学校学习，应暂时休学，等发作被控制后，身体有承受学习的能力时再复学。有人认为孩子有病，学不学都可以，将来养活他一辈子就行了，这种观点也是不对的。

有时父母觉得孩子患了癫痫很不光彩，低人一等，怕别人嘲笑，不愿让他人知道自己的孩子患癫痫，这是不必要的。家长送孩子上学时，一定要告诉老师他有癫痫，并说明发作情况，使老师心中有数并采取相应措施。

五、癫痫患儿可以参加体育活动

癫痫患儿只要发作不太频繁，就可以参加体育活动，以提高身体素质和战胜疾病的信心，维护患儿自强、自信、自尊的心理。特别是青春期癫痫患者，如积极参加体育活动，还可以减少发作机会。

至于参加哪些体育活动，可根据孩子的年龄特点及兴趣选择，年龄小的孩子可参加各种游戏、跑步、拍球等，大孩子可以参加体操、跳绳及各种球类活动。如果有成人在旁监护，还可游泳。若是癫痫发作没有完全控制，发作仍频繁，最好不要参加有危险的运动如登高、荡秋千、骑自行车等,过马路、过河、过桥时最好有成人或家属陪同保护。

不宜参加剧烈的运动或大运动量的体育活动,如长跑,往往出现过度换气现象,而过度换气时,由于二氧化碳排出过多,使身体产生呼吸性碱中毒而诱发癫痫发作,尤其易诱发失神发作及大发作。也应避免大运动量的球类运动。

有危险性的运动,如跳水、游泳等项目,也应尽量避免。如游泳或跳水时若癫痫发作而沉下去,难辨是潜水还是在水下发作,易造成意外。

因此,癫痫患儿应避免参加剧烈或危险的运动,而应参加一般性的体育活动,但要注意休息,要劳逸结合。学习也不宜紧张,作息要规律。

六、癫痫患儿能接种疫苗

癫痫患儿能否预防注射,这是家长经常询问的问题。为预防癫痫患儿发生传染病,预防注射同样重要。

在一般情况下,癫痫患儿应与正常健康儿童一样,可以接受预防接种,以提高人群对某种疾病的免疫水平,控制及消灭传染病。预防接种后发生抽搐脑病情况,如同健康儿童接种后一样没有明显的增高现象。

疫苗在预防疾病方面起了巨大的作用,但也有极少数的人在接种疫苗后引起了神经系统病症,如接种水痘疫苗、麻疹疫苗可能引起脑炎。总的来说,预防接种虽有不利的一面,但其效益却远远大于风险。一般情况下,癫痫患儿可按时预防接种。但在婴儿期如癫痫发作频繁或是其原因不明的逐年进展的脑病时,则应推迟接种。7岁以上的患儿,若癫痫未能控制,不应再补种百日咳疫苗,因为大龄儿童患严重百日咳的可能性很少,而此时注射疫苗后不良反应发生率较高,因此不应再接种。

继续使用疫苗的绝对禁忌证:①注射后7日之内出现脑病;②3 d内出现抽搐发作;③2 d内持续3小时或更长时间的难以制止的啼哭;④48 h内出现休克样低反应状态;⑤48 h内出现40.5 ℃的高热;⑥休克过敏反应。

癫痫患儿不存在上述禁忌证时,是可以考虑预防接种的。目前国家对疫苗有严格的质量控制及审核制度,疫苗的安全性是有保障的。预防接种的反应很多,其中包括抽搐,疫苗接种后变态反应性脑病的发生率很小,为1%。对发生反应要有正确的认识和态度,不要过分害怕而招致疾病,甚至群体癔症。

七、癫痫患儿能看电视

大多数癫痫患儿可以看电视,但要注意看电视的距离不要太近,避免熬夜,注意生活规律,而长时间看电视所致的疲劳倒是可以成为癫痫发作的诱发因素。

有少数癫痫患儿,每当看电视或玩游戏机时就出现癫痫发作,这种孩子就不适宜看电视了。此类病态称为反射性癫痫。该症指的是患儿每当遇到某种刺激时,就会引起癫痫发作。如看到某种光线特别是一些闪烁的红光颜色或图形引起的发作,称为光源性癫痫;听到某种声音(单调的声响或某种旋律)出现惊厥时,称为声源性癫痫。电视性癫痫是指注视电视荧光屏所诱发的癫痫。其临床特点为:发生于任何年龄,以学龄儿童为多,常于昏暗的室内当电视图像跳动不稳,光线过强,画面更动速度过快或距离太近等情况下发作。一般表现为肌阵挛,重时可有癫痫大发作。

日本曾拍了一个儿童动画片,内有大量激烈的光声镜头,引起了很多看电视儿童的不适症状,遭到全国批评。其原因之一可能就是通过光敏机制激发了一些孩子的肌阵挛发作。

八、癫痫的社会问题

几百年来世人把癫痫与精神病(疯子)、智力低下(傻子)等同起来,癫痫患者遭受的歧视和误解的程度甚至超过精神异常者。这不仅是我国存在的问题,这种误解也存在于世界各国。

癫痫大部分发病于童年,因年幼无知,他们对疾病本身并无主见。父母的态度对患儿的心态有很大的影响。当父母从突如其来的震荡中恢复过来,耻辱感油然而生,想尽一切办法掩盖病情,导致家中气氛神秘。家长对患儿呵护,不敢让孩子独立做任何事情,孩子从小过分依赖父母而失去独立生活的能力。

患者一旦知道自己患了癫痫,因耻辱感的驱使而尽量掩盖病情,故作镇静地与向学或同事交往。患者自己也知道纸包不住火,整日担心会在公共场合发作,真的是如坐针毡,心理压力之大使他难以承受。这种情绪不久就会产生悲观失望心理,对学习与生活失去了信心甚至产生厌世之观念。由于发作在短期内未能控制,对治疗也失去信心,对医生的治疗水平也产生疑问,不遵医嘱成为常见现象,以自己的想法改变药物,总希望自己能摸索出"治愈"的灵丹妙法。当这种希望落空时,无助的心态很容易上游医、骗子的当。

在选择就业方面对癫痫患者要给予关照。不应安排他们做电工、重型机械及锅炉操作工,也不应从事水上作业、高空作业、驾驶汽车等工作。这并不是歧视患者,而是保护患者。

癫痫患者自杀的发生率是一般人的2～10倍。癫痫患者所承受的社会压力是正常人难以理解的,除了他本人对前途无望,对发作的恐惧外,还有由于社会的歧视而产生游离于社会之外的孤独感,以及就业、结婚等难题的困扰,促使其走上自绝之路。

还有的是不明原因的突然死亡。其为一次发作,并非癫痫持续状态,也不是发作意外,在发作时突然死亡。从动物实验到患者的电生理监测,初步结论是大脑异常放电诱发心脏电活动异常引起突然心律失常或心脏骤停以致死亡。

为了避免意外,对于尚未控制发作的患者尤其是发作频繁的儿童,应进一切努力保护他们不因发作而受到伤害。在国外一些癫痫中心对房间做了精心的设计,如儿童病房的椅子靠背及扶手非常高,孩子坐在里面万一发作也不至于跌倒在地,门把手和电线插座都有特殊装置,浴盆也在高台上,可以防止患儿掉入其中。每个孩子都戴头盔,防止发作时头部受伤。这种设计体现了以患者为本的思想。未控制发作的患者外出时要有人陪伴,不能单独游泳,游泳池中应有人陪伴。

应呼吁全社会理解、关爱及帮助癫痫患者,在各方面平等对待,不给予歧视,在上学及就业方面给予适当的照顾,使癫痫这一弱势群体成为大家庭的一员。

第三节　心理疗法

一、癫痫患儿有心理行为异常

不少的癫痫患儿患病后有不正常的心理状态,主要表现在情绪障碍、认知损害、学习困难、社会交往能力受限等方面。心理行为异常主要表现为焦虑、紧张,特别是对癫痫发作的恐惧,担心发作时身体受伤害;还担心发作时被人看见让人讥笑,不敢独自到公共场所;怕药物影响智力,产生学习困难等。

近年来,我国学者曾对 206 名癫痫患儿及其家长进行调查,情绪抑郁者占 80.4%,对发作恐惧者占 70.9%,认知功能受影响者占 75.2%,社会交往能力受限者占 76.7%,行为异常者占 21.2%。心理行为异常的原因有以下几点。

首先,疾病本身,治疗效果与心理行为有关,如一个发作次数多,长期治疗不能控制发作的癫痫患儿和一个很快控制发作的患儿相比,前者出现心理行为异常的概率比后者大得多。

其次,家长的因素,尤其是母亲在一次的发作后不得不承认孩子患了癫痫,这时父母有可能产生耻辱感,觉得"对不起孩子",有焦虑、沮丧或无能为力的感觉,要竭力隐藏病情,怕孩子受到外界的侮辱和歧视,将孩子居于家中"藏"起来,而与外界隔绝,使患儿学习不到复杂的社会交往能力。有些家长对患儿过分关注与保护,过分娇惯。也有少数父母对治疗毫无信心,甚至放弃治疗,对孩子漠不关心。这些均不利于正常的心理发育。

再次,患儿本身的因素,表现为十分任性,想干什么就干什么,全然不顾他人的利益。这些患儿往往认为自己有病,应该得到照顾,甚至认为患病有功,别人应该伺候自己。天长日久,养成了脾气暴躁、不懂礼貌、不通情达理、攻击他人的习惯,甚至有打骂父母的现象。

有些学校的老师、同学对癫痫认识不足,见到患儿大发作时觉得很可怕;见到复杂部分发作的自动症,又觉得可笑,很"傻";不少人认为癫痫患者是精神病,认为他们不应像正常人一样学习、就业;多数人反对自己的孩子与癫痫儿童一起玩耍、上学或交友,对癫痫患儿有偏见、歧视,不愿与他们接触,这就加重了患儿的自卑、孤独感。

儿童的心理障碍会延续到成人以后,影响一生。这些均是心理障碍的表现,必须及时加以重视。

二、癫痫性人格改变

癫痫性人格改变亦称癫痫性格,一般慢性和严重的病例才会出现。但人格改变的原因至今尚不清楚,曾有人认为是长期服用抗癫痫药物所致,但没得到临床和实验室的证据;又有学者认为是频繁发作的癫痫,造成大脑阿蒙角(Ammon 角)的损害所致;以后又有学者提出脑部病灶广泛或颞叶病变,特别容易出现智力衰退、人格改变。人格改变发生率一般在 12% ~20%。

癫痫性人格改变一般分为黏滞型和暴发型,亦称"两极性"。暴发型表现为固执、争吵、发怒、暴躁、凶狠、残忍、抱怨、挑剔、疑心重、记仇、打人、毁物及气量狭窄;黏滞型的特征是整个精神活动缓慢、拘泥于琐事、观念产生减少、转换困难、不灵活、对新事物不敏感、循规蹈矩、过分客气、温存、恭顺、曲意逢迎及打抱不平等。

有一位癫痫患者在一家商店买鞋子,挑了这双鞋子不满意,又挑了那双,结果仍不称心,要求调换。营业员不耐烦,与他吵了起来,正处在大怒之下的他不顾一切地挥着拳头猛击营业员的头部,营业员因颅内严重出血而死,后经司法精神鉴定,认为该作案人员属癫痫性人格改变,具有限定性责任能力,也就是他不承担全部责任。有位患者看病后到药房取药,看到药盒的颜色与以前的不一样,说是发错了药,药房人员告诉他药改变了包装,内容未变,请他看药盒上的药名,患者听不进去,纠缠不休达 2 小时。

抑郁症也是常见的精神症状,甚至有人报道 1/3 的癫痫患者有自卑,甚至自罪自杀企图。

更为严重的表现为精神分裂症样症状,所谓精神分裂症,即思维异常或思维破裂。据统计,癫痫患者精神分裂发生率为一般人的 6~12 倍。

癫痫性格以心理治为主,药物治疗为辅。心理治疗的形式可是个别的或集体性的。要反复启发他们认识自己的行为对社会及家庭的危害,帮助其树立道德、纪律和集体观念,让他们看到别人的长处,自己的不足;建立适应社会行为模式的决心,克服自暴自弃的消极情绪;积极投入到集体生活中去,让他们了解别人,在生活中逐渐消除与周围人的敌对情绪,交更多的朋友。

对那些以明显冲动、攻击或敏感多疑为表现,经心理治疗效果不理想的人,还可以选用抗精神病药物,如氟哌啶醇、利培酮等治疗,但最好不要选用氯丙嗪,因氯丙嗪有诱发癫痫发作的副作用。

三、对癫痫患儿进行心理调节

癫痫是一种常见的神经系统慢性病。其治疗目的不仅是控制癫痫发作,更重要的是让患儿和正常人一样身心健康的生活、学习和工作。绝大多数人都熟知癫痫需要药物治疗,但是,对癫痫所造成的心理问题必须要用心理治疗来解决这一点人们却十分陌生。有时候心理治疗比药物治疗更重要,它可以影响癫痫的整体治疗效果与预后。一个人的心理、生理和病理都是相互依存的。人是一个十分复杂的机体,当心理紊乱、情绪不佳时,就容易生病,而此时药物也往往不能发挥最大的效果。针对癫痫患儿的心理治疗不仅可以治疗他的心理障碍,使其更好地生活、学习,而且可以在一定程度上抑制癫痫发作。

要鼓励、劝解癫痫患儿勇于面对现实,要有足够的信心去战胜疾病,勇敢地接受生活的挑战和考验。患了病没有什么不光彩的,也没有什么可怕的。把癫痫与智力障碍画等号是没有科学根据的。一般来说，短时间"抽风"不会影响脑功能。当然每次发作约有10万个神经元濒于死亡，但是每个人大脑共有150亿个神经元，其中最富有创造性区域的大部分神经元可能始终处于沉睡状态。一旦身体需要，可通过某种途径被唤醒，作为自身损伤的脑细胞的代偿，重新维持大脑正常的生理功能。

要家庭成员关心、爱护并与之进行心灵上的沟通，增强患儿克服困难、战胜疾病的动力与勇气，帮助患儿与医生配合积极治疗，细心照料他们的饮食和起居，尽量避免一切诱发癫痫发作的因素。要实事求是地告诉患儿癫痫是可治之症，还要认真告诉他有关知识，必要时求得亲人或周围人的帮助。鼓励他要敢于蔑视偏见，要像正常人一样地生活、学习，不要自觉低人一等，要树立信心、自尊心、自强的信念。让孩子懂得按时服药是自己的义务和责任，是个人生活的一部分，认真对待，形成按时服药的习惯。在长期治疗的过程中，始终保持乐观的情绪，用科学的方法，合理方案，规律的生活，健康的环境，和谐的关系，来寻找最佳的疗效，绝大多数患者一定可以像正常人一样的生活和学习。许多癫痫患者经过系统治疗，不少人已考入重点大学或研究生院学习，成为同辈中的佼佼者。

我们希望医院、家庭、学校和社会要克服对癫痫患儿的偏见和歧视，为癫痫患儿创造一个和谐、乐观向上的环境，使他们早日康复，回归社会。

四、癫痫患者的行为治疗

行为治疗是一种心理治疗,它的基本观点是人对外界环境的变化或精神压力,并不是被动反应者,而是具有自我指导以改变本身行为的能力,并能采取自我控制的措施,以增强自身对生理变化和社会情景的调整。对癫痫患者常见的行为治疗有下列几种。

1. 阳性强化治疗

以训练和建立良好的适应性为目标,采用奖励措施,奖励的方法可以是表扬、赞许或爱抚等精神刺激及实物、奖品等物质刺激,使患者感到喜爱而高兴,强化良好的行为,以巩固其癫痫的间歇期。研究发现对癫痫患者采用这种强化方法有一定的效果。若患者出现不良行为时,可扣回奖品,实行负强化。

2. 隐蔽消退法治疗

隐蔽消退法治疗即让患者在幻想中产生有点焦虑、紧张的问题行为,然后在臆想中不再接受任何阳性强化刺激,让它隐蔽消退。它主要针对癫痫发作有关的焦虑情况,通过减轻或消除焦虑来达到预防发作。

3. 指示控制法治疗

指示控制法治疗是指让患者在幻想中惯用与促发癫痫刺激相反的一个词或策略,告诉患者在非治疗期间,当促发癫痫刺激出现时使用。如日常生活中患者遇到焦虑情境时,可想出一个"松弛"的词来引起松弛状态。还有人采用警觉策略在癫痫先兆发生时,让患者握紧拳头来警觉自己,并大声说"停止"之间,来尽量保持警觉。

五、癫痫患儿与画人试验

癫痫作为儿科神经系统的常见病之一,长期以来困扰着临床医生与患儿家庭,不只是因为惊厥发作所带来的恐惧和各种并发症,癫痫的预后及癫痫患儿所表现的智力、心理、行为等方面的异常,在某些时候,显得更为突出。有人提出癫痫患儿的认知功能障碍与潜在的脑结构损伤、惊厥发作的频率、临床上的癫痫活动、其他异常的脑活动、抗癫痫药物的长期使用有关。除此之外,还可能与注意力缺陷、心理行为障碍、家长与老师的期望值过低等因素有关。

导致癫痫患儿出现情感行为障碍的诸多因素中,家庭的亲情关系有时比疾病的严重程度更为重要。良好的亲情关系,对疾病的正确认识和理解,必要的心理咨询及治疗是缓解癫痫情感、行为问题的主要途径。

画人试验是纸笔试验的一种,即通过绘画来进行心理测试。儿童绘画比语言能更准确地表达其思想情感。儿童在掌握运用语言交流与表达之前,就懂得如何运用绘画。大多数儿童喜欢绘画,一旦有机会,他们便会自发地画各种动物、房子、花草……但常画的是人。画的种类有手指画、水彩画、炭笔画、铅笔画或粉笔画。画人试验的适用年龄为 5 ~ 12 岁,但有研究将试验用于 9 ~ 18 岁的智力落后的青少年智力测验,发现同样适用。

画人试验还可反映儿童的行为问题。同样的行为在儿童内心可有不同反映。但只要这种行为给儿童造成了心理压力,这种内心的冲突就能在画人试验上反映出来。比如有偷窃行为者,会过于关注他画中人的手和臂,反映在画人试验上,就可能有缺臂或手,手或臂阴影、大手、短臂、手臂紧贴躯干等情感指标的出现。画人试验还可反映儿童的"非人感"。一些缺乏自我意识、对人言听计从的儿童,往往会画稻草人、木偶、机器人等,下意识地反映他们听任摆布的感受。而一些经常受人嘲笑的儿童会画小丑,这流露出他内心觉得自己滑稽可笑的感受。

癫痫儿童的画人试验中出现的人物缺乏整体性,大手、短臂、两臂紧贴躯干、缺乏颈部及所画人物透明等情感指标较正常儿童为高,考虑可能是患儿情感不稳定,可能与过度的焦虑有关,提示癫痫患儿较正常儿童的情感行为更为偏离正常,攻击性强,依赖性高,情绪不稳定、焦虑、不成熟等。一项回顾性调查发现,既往曾出现过画人试验情感指标的医学生,13～23 年后出现不同程度的身心疾病或精神障碍,这一结果提示画人试验对青年人进入中年后的疾病可能有潜在的预报作用。另外,画人试验对某些疾病具有诊断价值,有脑器质性疾病的患者的画非常混乱,其画龄远远低于其智龄。

图画作为患儿与医生的交流手段,拥有更多的内容,甚至无须语言解释。实践证明,画人试验作为一种心理治疗手段是有效的,它可以用于所有情感障碍患者。

六、癫痫患儿的康复目标

癫痫是一种复杂疾病,不仅需要临床医生的专业诊治知识,还需要患者、患者家属及朋友和其他照顾者的积极参与,需要各种社会组织、社区服务提供者的知识和技能。根据目前的生物-心理-社会医学模式,癫痫治疗与康复的目标不再局限于发作的控制和症状的缓解,而是如何使患者的健康状况全面改善或恢复,即在最大限度地控制发作与提升患者生活质量之间找到一个最佳平衡点。因此,以患者为中心,以抗癫痫治疗为基础,整合医院、家庭、社会组织等多种力量,帮助患者提高自我管理的技能,从而改善健康和提高生活质量。

家庭是社会的细胞,首先要有温馨的家庭生活氛围,家庭成员以平常心态关怀对待患儿,并给予一定的精神支持,和睦相处,互敬互爱。作为癫痫患者的家属,应当了解癫痫的知识,掌握患儿发病的一般规律,积极支持患儿的治疗,关心患者的生活、学习、婚姻、就业及帮助其解除心理障碍。切忌歧视、粗暴打骂、视之不管。在其独居的卧室,地面最好铺设地毯,不要设有棱角突出的家具,锐利物品随时归位,个人所佩戴的眼镜和饰品边缘光滑且结实,以减少发作时造成的伤害。到浴室洗澡时最好与他人结伴。用合理的治疗方案,规律的生活,健康的环境,和谐的关系,建造最佳的康复态。社会各界亦应支持患者享受与正常人一样的受教育、就业、娱乐、保险等机会,社会支持不仅可改善患者的生活环境,而且使患者在身体、心理与社会三方面均有裨益,从而使患者的生活质量得以全面提高。

参考文献

[1]吴逊.走出癫痫的阴影[M].北京:人民卫生出版社,2004.

[2]王丽,肖侠明.癫痫诊断与治疗[M].北京:人民军医出版社,2005.

[3]梁承玮.小儿癫痫与癫痫综合征[M].北京:人民卫生出版社,1997.

[4]林庆,叶露梅.小儿癫痫的现代诊断与治疗[M].天津:天津科学技术出版社,1996.

[5]孔祥和.小儿惊厥[M].北京:人民卫生出版社,1991.

[6]王世臣.癫痫康复之路[M].北京:人民军医出版社,2005.

[7]刘平,朱贤苟.癫痫临床检查与最佳治疗方案[M].天津:天津科学技术出版社,2004.

[8]彭凯润,王国良.癫痫诊治指南[M].北京:人民军医出版社,2004.

[9]中国抗癫痫协会.临床诊疗指南.癫痫分册(2015修订版)[M].2版.北京:人民卫生出版社,2015.

[10]中华医学会儿科学分会康复学组,中华医学会儿科学分会神经学组.脑性瘫痪共患癫痫诊断与治疗专家共识[J].中华实用儿科临床杂志,2017,32(8):1222-1226.

[11]左启华.全国0-14岁儿童智力低下的病因流行病学研究[J].中华医学杂志,1994,74(3):134-135.